LAIT, MENSONGES ET PROPAGANDE

Thierry Souccar

LA PRESSE JUGE *SANTÉ, MENSONGES ET PROPAGANDE*

« Un énorme pavé dans l'assiette. »

MATHILDE MANOUKIAN, MARIE-FRANCE

« Des révélations stupéfiantes. »

ODILE CHABRILLAC, PSYCHOLOGIES

« Un travail d'investigation et de vulgarisation sans équivalent. »

SOIR 3 (FR3)

« Un livre très clair, qui donne énormément de pistes et dénonce des choses aberrantes. A lire vraiment. »

VÉRONIQUE TYBERGHEIN, RADIO TÉLÉVISION BELGE

« Une formidable enquête. Une source extraordinaire d'informations sur notre alimentation. »

FLORENT LAMIAUX, RTL

« Un livre palpitant, passionnant que je recommande vraiment. Un ouvrage à avoir chez soi, à dévorer. Il mérite le maillot jaune de l'enquête et de la qualité ! »

MARC MENANT, EUROPE 1

« Un ouvrage qui nous a passionnés. »

CHRISTIAN LEDAN, LA CITYRADIO, RADIO FRANCE

« L'allégeance des experts nationaux : enfin des preuves ! Thierry Souccar et Isabelle Robard démontent point par point les messages nutritionnels officiels tant pour leur pauvreté et leurs contradictions sur le plan scientifique mais aussi parce que ces personnes cumulent les sièges dans bon nombre de comités scientifiques de l'industrie agro-alimentaire. Bien des exemples documentés émaillent ce livre. Mais veut-on vraiment savoir ? »

IMPACT MÉDECIN

« Peu de livres remettent autant de pendules à l'heure dans le domaine de la santé ! »

JEAN-PIERRE CAMO, BIOCONTACT

« Au-delà des scandales révélés, au-delà des préconisations utiles (les auteurs donnent l'essentiel du guide pour manger sainement de Harvard), le livre a surtout de louable qu'il veut nous rendre « plus critiques ».

CATHERINE PAINSET, LA VOIX DU NORD

« Au bout du compte, on découvre un livre passionnant où même les développements juridiques sont limpides. »

DENIS RICHÉ, SPORT ET VIE

« Le polar de la malbouffe. »

LA MONTAGNE

« Un livre explosif mais édifiant. »

ELLE BELGIQUE

« En matière d'alimentation, il ne faut pas croire tout ce qu'on vous dit, ni tout ce qui est écrit. Afin de rectifier quelques « vérités », un journaliste scientifique met les pieds dans le plat. »

Brigitte-Fanny Cohen, Parents et Télé-Matin (FR2)

« Les conseils nutritionnels pleuvent de partout mais ils ne sont pas toujours justifiés, tant sur le plan scientifique qu'en terme d'indépendance. Ecrit tel un roman, le livre accusateur de Thierry Souccar et Isabelle Robard recense à la fois mensonges et propagande et nous incite désormais à ne plus avaler n'importe quoi. »

André Greinier, Le Républicain Lorrain

« Arrêtez d'avaler n'importe quoi !, assènent Thierry Souccar et Isabelle Robard dans leur dernier livre. Ils désignent les coupables : l'industrie agro-alimentaire, prête à tout pour faire vendre. Les scientifiques, trop souvent juge et partie puisqu'on les retrouve à la fois dans les organismes d'Etat et des pseudos-comités subventionnés par les industriels. Enfin, les médias qui relaient sans contrôle les messages les plus farfelus. »

Josette Alia, Le Nouvel Observateur

« Thierry Souccar dénonce les liens trop étroits entre scientifiques et industriels et les aberrations qui s'ensuivent. L'ouvrage fait grincer des dents. Thierry Souccar a vu s'annuler des invitations à des émissions télé. »

Juliette Lestrade, Libération

« Et si les dogmes nutritionnels étaient faux ? Au terme d'une enquête de 3 ans, Thierry Souccar et Isabelle Robard ont découvert d'étonnants liens - cachés au grand public - entre chercheurs, médecins, nutritionnistes, politiques et industriels de l'agroalimentaire.
Résultat : un livre explosif et d'intérêt public puisqu'il restaure enfin quelques vérités scientifiques fort utiles à notre santé. Cette enquête passionnante va aider le consommateur à faire des choix éclairés et surtout à se poser les bonnes questions. Une fois [ce livre] terminé, c'est certain, vous ne consommerez plus de la même manière. »

Top Famille

« Certains messages nutritionnels sont biaisés par l'industrie agroalimentaire. Quantité d'idées fausses circulent. Un journaliste scientifique a mené l'enquête. »

TV Hebdo

« Un livre dérangeant, parce qu'accusateur et mettant en évidence les dérives d'un système où information et désinformation dans le domaine de la santé arrivent à se confondre. »

Roland Reymondier, Votre Diététique

« Souvent, les experts qui édictent les recommandations officielles en matière de nutrition sont aussi conseillers de firmes de l'agro-alimentaire, comme le montre le livre de Thierry Souccar et Isabelle Robard. Peut-on être à la fois juge et partie ? Comment croire le monsieur qui nous conseille trois produits laitiers par jour s'il travaille pour Candia ou Lactel ? »

Françoise Simpère, Avantages

DU MÊME AUTEUR

Le régime préhistorique. Indigène, 2006

Au nom de la Science (avec Andrew Goliszek). Télémaque, 2005

Santé, mensonges et propagande (avec Isabelle Robard). Seuil, 2004

Le programme de longue vie (avec le Dr J.-P. Curtay). Seuil, 1999

La protection solaire – Des crèmes à la nutrition. Flammarion, 1998

Vérités et mensonges des produits amincissants. Albin Michel, 1998

Emballage alimentaire et santé. Axis, 1998

Le guide des nouveaux stimulants. Albin Michel, 1997
Préface du Pr Jean-Robert Rapin

Le nouveau guide des vitamines (avec le Dr J-P. Curtay). Seuil, 1996
Préface du Pr Jean Dausset, Prix Nobel de médecine

La révolution des vitamines. First, 1995

Toutes les vitamines pour vivre sans médicaments. First, 1991

Directrice éditoriale : Elvire Nérin
Éditrice : Priscille Tremblais

Conception graphique et réalisation : Sophie Peyrucq (Biarritz)
Photos : Bettmann/Corbis
Imprimé sur les presses de Aubin à Ligugé, Poitiers (France)
Dépôt légal : 1er trimestre 2007

ISBN 978-2-916878-02-7

A Didier, Isabelle et Olivier

PRÉFACE

Si ce livre est illégal comme l'affirme en préambule l'auteur, il ne peut que faire du bien à la Santé publique. Il est surtout en avance sur le temps qui vient.

Lisez-le donc intégralement. C'est celui d'un ancien adorateur du lait qui a acquis une excellente connaissance scientifique et tout compris. Les preuves scientifiques et les meilleures références internationales sont présentes. Il sera bien difficile de l'attaquer.

Il faut espérer que les avis scientifiques de l'Autorité Européenne de Sécurité des Aliments (AESA) seront enfin orientés vers la protection des consommateurs et non l'inverse. Cela reste à vérifier quand on sait déjà que les industriels y seront fortement impliqués.

Nous vivons l'intoxication par le lait, ce que j'appelle « le lactoolisme »[1] – évidemment il s'agit des laitages de vache sous toutes leurs formes. Les lobbies du lait sont mondiaux et veulent faire consommer tous les humains évolués de la même façon. Voilà un des plus purs excès de la mondialisation qui consiste à formater le peuple du lait, l'immense secte des laitages, avec des allégations santé encore le plus souvent fausses ou faussées. « *Un yaourt pour la peau douce, un autre minceur...* »

Oui le corps médical est intoxiqué par le calcium. On lui a fait croire que sans laitages (de vache), la vie est quasiment impossible. La promotion collective télévisée, celle des enseignants, des journalistes et du *Pr Lactos* qui prend tous les jours son bol de lait, une part de fromage et ses deux yaourts, est une tromperie.

1. Pr H. Joyeux, Dr B. Arnal Schnebelen : *Comment enrayer l'Epidémie des cancers du sein ?* Ed. FX de Guibert, 2007.

Ce « scientifique », issu directement de l'imaginaire des experts de la pub, explique que le lait de la vache, n'est pas destiné à son petit, le veau, mais à l'Homme ! Heureusement le lait des mamans n'est pas encore destiné au petit veau. Il se mettrait à parler, me disait un petit garçon futé de CM2. Les enfants ne sont pas idiots et ne se laissent pas *conter Fleurette* si facilement.

Le *Pr Lactos* ignore-t-il que le lait de la maman contient 7 facteurs de croissance pour son petit enfant qui prend 5 kilos la première année, mais construit son système nerveux central (cerveau) et périphérique (moelle épinière) ? A un an, il parle, reconnaît toute la famille, est adroit.

A un an, le veau pèse 150 kilos de plus qu'à sa naissance. Dans le lait de la vache, il y a 3 facteurs de croissance, IGF, TGF et EGF destinés à la construction (considérable) de sa peau, de son squelette, de ses muscles, mais son cerveau ne change pas, il est aussi bête qu'à sa naissance.

Dans cet excellent livre qui doit avoir un grand succès, vous trouverez tous les méfaits des laitages en excès dus aux facteurs de croissance : le surpoids jusqu'à l'obésité, les risques de diabète, l'augmentation des risques de cancers du sein et de la prostate, les allergies, les encombrements ORL, les troubles digestifs, les risques de maladies auto-immunes qui touchent le système nerveux, la peau, l'intestin grêle ou le côlon, les articulations. Vous comprendrez même que l'ostéoporose peut être aggravée par un excès de laitages.

Le lait contient en outre des estrogènes et de la progestérone, car les vaches sont traites pendant la gestation à un moment où les quantités d'hormones sont les plus élevées dans le sang et dans le lait… C'est dangereux pour le sein quand s'y ajoutent les hormones de la pilule ou du traitement hormonal de la ménopause (THS même à la française). Quant aux facteurs de croissance, ils expliquent l'augmentation considérable du nombre d'hommes atteints de cancer de la prostate. Dans nos consultations de cancérologie, nous voyons désormais des couples cancéreux, madame pour le sein et monsieur quelques années plus tard pour la prostate.

Il n'y a aucune preuve pour soutenir que le lait animal est la meilleure source de calcium. L'assimilation du calcium laitier animal par notre organisme atteint un taux record de 30 à 35 %. L'assimilation du calcium végétal est nettement supérieure, le double, pouvant atteindre 70 % pour les végétaux fortement consommés frais ou cuits à la vapeur douce. C'est le calcium le plus biodisponible. On peut parfaitement consommer du calcium sans trop de produits laitiers avec des sardines fraîches, des amandes, du persil frais, des olives vertes, des crevettes, des noix et noisettes, des pissenlits, du cresson, des figues sèches, du jaune d'œuf…

Mais n'oublions pas notre excellent roquefort (le bio est plus riche en calcium) et les petits fromages de chèvres venant de l'agriculture biologique (AB) qui contiennent en moyenne deux fois plus d'acides gras essentiels oméga-3, indispensables au fonctionnement du système nerveux.[2]

Enfin, on sait bien que la vitamine D fabriquée par notre peau grâce au soleil participe fortement à l'absorption du calcium et à notre ossification. Point besoin de vitamine D dans le sud de la France !

Il est désormais certain qu'il n'y a aucune preuve scientifique sérieuse pour affirmer qu'il faut pour sa santé consommer trois à quatre laitages par jour. Tout ce que nous vivons dans nos consultations de

2. Pr H. Joyeux : *Changer d'alimentation pour prévenir les cancers : 20 Nouveautés sur les laitages, le pain, les sucres et le gras en excès… Le Bio c'est mieux !* Ed. FX de Guibert, 2007.

Santé publique nous démontre le contraire. Il n'est pas nécessaire d'attendre des statistiques. Ce sera trop tard. Revenez donc à un ou deux laitages par jour au maximum.

La nutrition va devenir la première médecine, ce qui ne contredit pas mon collègue Jean Seignalet dans son excellent ouvrage *L'Alimentation ou la troisième médecine*. Faire passer des messages de santé publique est ce qu'il y a de plus difficile.

Il a fallu près de 50 ans pour que les autorités sanitaires interdisent le tabac partout dans les lieux publics depuis les premières démonstrations pourtant fort claires.

Evidemment, la promotion du lait maternel va à l'encontre des lobbies des laitages de vache. Il ne coûte rien et assure la meilleure santé de l'enfant et de sa mère.

La partie historique de ce livre est aussi passionnante.

Offrez-le à votre médecin, il vous soignera mieux.

PR HENRI JOYEUX
CHIRURGIEN-CANCÉROLOGUE À LA FACULTÉ DE MÉDECINE
DE MONTPELLIER

SOMMAIRE

Avertissement : le livre que vous tenez entre les mains est illégal 17

Confession d'un ex-buveur (de lait) 19

Quelques chiffres pour savoir de quoi et de qui on parle 25

Le lait, l'aliment idéal ? 27

Comment on vous a fait croire que le lait est l'aliment idéal 31

Comment on pousse le lait dans votre gosier 47

La propagande par l'exemple : la vache Fleurette et le Pr. Lactos 55

Les preuves que les laitages ne préviennent pas l'ostéoporose 61

Pourquoi vous risquez d'avoir les os moins solides en buvant plus de lait : une explication à l'épidémie d'ostéoporose 79

L'épidémie silencieuse qui touche 5 millions de Français 93

La protéine du lait qui déclenche les tumeurs 105

Dans le lait, un accélérateur de cancers 115

« En évitant le lait, vous réduirez votre risque de cancer. »
Un entretien avec le Pr. Jeff Holly, de l'université
de Bristol (Royaume-Uni) 137

Le lait qui fait maigrir (enfin, presque) 143

Diabète et sclérose en plaques, une même origine ? 155

Trop gros, diabétique et menacé par l'infarctus ?

Une solution : buvez du lait ! 169

Quelle quantité de calcium vous faut-il ?
Ce que les nutritionnistes vous cachent 183

Comment prévenir l'ostéoporose et les maladies
chroniques sans se bourrer de lait 197

AVERTISSEMENT
LE LIVRE QUE VOUS TENEZ ENTRE LES MAINS EST ILLÉGAL

Ne faites aucune confiance aux hommes qui ont le désir impérieux de punir.

FRIEDRICH NIETZSCHE

LE LIVRE QUE VOUS TENEZ ENTRE LES MAINS EST ILLÉGAL. Reposez-le immédiatement ou retournez-le sans tarder à votre libraire. En effet, le contenu de ce livre contredit en France les messages du Programme National Nutrition Santé (PNNS) qui visent à faire consommer à chaque Français au moins 3 à 4 laitages par jour.

Or, il n'est pas possible de contredire les messages du PNNS puisque le PNNS est par décret autopromulgué, infaillible. Les contrevenants s'exposent à la réaction vigoureuse de la Securitate du camembert, le KGB de la raclette, la Gestapo du petit-suisse, en l'occurrence, la Haute Autorité scientifique en nutrition que le patron du PNNS, ne voulant pas revivre le traumatisme de la parution de *Santé, mensonges et propagande*, appelle ainsi de ses vœux :

« *La Haute Autorité scientifique en nutrition {sera} chargée de réagir immédiatement aux contre-messages ou actions venant brouiller, sur la base de notions scientifiques erronées ou présentées de façon ambiguës, les recommandations du PNNS : publicités, gourous... Cette Autorité, dont le président sera nommé par le ministre de la Santé, sera composée (sic) des représentants des Sociétés savantes concernées (Nutrition, Santé Publique, Pédiatrie, Cardiologie, Gériatrie, Médecine du sport, HTA, Oncologie, Diabète, Association des diététiciennes de langue française...). Elle aura la charge de rédiger, dans un délai le plus bref possible, un communiqué de presse largement diffusé au grand public ou aux professionnels pour réagir à tout message contraire aux messages du PNNS.* »

Dr Serge Hercberg. Eléments de bilan du PNNS (2001-2005) et Propositions de nouvelles stratégies pour le PNNS2 (2006-2008), janvier 2006.

La perspective d'être pris par la brigade du yaourt m'étant insupportable, je m'empresse de déclarer à la Haute Autorité scientifique en nutrition que dans ce livre, tout rapport avec des données scientifiques ayant réellement été publiées ne peut être que fortuit.

CONFESSIONS D'UN EX-BUVEUR (DE LAIT)

ENFANT, J'AI ADORÉ LE LAIT. JE LE REGARDAIS FRÉMIR dans la casserole posée sur la vieille cuisinière Rosières au charbon. Sur la pointe des pieds, je pêchais de la cuillère l'étoffe délicate de la crème qui s'était formée à la surface, me brûlant aux lèvres. Notre arrière-grand-mère nous versait le lait fumant dans de grands bols blancs au liseré rouge et je laissais le beurre des tartines s'y consumer en petits îlots jaunes.

Avec mon frère Didier, aujourd'hui pharmacien, nous avons grandi à Alet-les-Bains, un village de la haute vallée de l'Aude. Près de la place vivait une vieille dame au visage sans rides, qui menait un troupeau de chèvres brouter l'herbe au-delà des remparts. Seul son prénom me revient, Maria. Elle faisait un lait caillé qu'à la demande de notre arrière-grand-mère elle déposait sur le rebord de la fenêtre dans un grand saladier de verre recouvert d'un torchon blanc. Je crois que je n'ai rien mangé de meilleur. Chaque année au mois de mai, nous assistions à la messe qui était célébrée le soir dans la petite église humide. Il s'y chantait un *Ave Maria* vibrant. Alors, avec émotion, j'observais du coin de l'oeil la vieille bergère : ces louanges du village entier, que je lui croyais destinées, m'apparaissaient méritées. Elle faisait un si bon lait caillé.

Ces temps étaient simples. On ne parlait ni de densité osseuse, ni d'ostéoporose. Le lait était immaculé, les bonnes chèvres nous l'avaient donné, cela lui suffisait bien pour nous garder en bonne santé.

Ce n'est que vers le milieu des années 1990 que j'ai commencé à nourrir des doutes sérieux sur le caractère indispensable des laitages. A partir de 1999, j'ai collecté toutes les données scientifiques que je rencontrais, celles qui étaient favorables aux laitages comme celles qui ne l'étaient pas. Une récolte minutieuse, que j'ai prolongée de conversations suivies avec des chercheurs de renommée internationale.

Peu à peu, une réalité surprenante a pris forme : les laitages, s'ils ont des qualités gustatives indéniables, n'ont guère d'intérêt nutritionnel, hors quelques cas bien particuliers. Comme ils tiennent en quelques lignes, je vous propose de les évacuer d'emblée.

Comme toutes les sources de calcium, les laitages pourraient diminuer le risque de cancer du côlon. Mais les études sont contradictoires, certaines montrant une diminution du risque, d'autres pas.[1] Ce bénéfice, s'il est un jour avéré, est probablement très modeste. Selon une analyse récente du *Journal de l'Institut National du Cancer* des Etats-Unis, qui portait sur 10 études épidémiologiques de ce type, il faut avaler au moins 250 g de lait par jour pour voir son risque d'un certain type de cancer du côlon (pas de tous) baisser de 15 % par rapport aux personnes en absorbant moins de 70 g par jour. Pour les plus grosses consommations de calcium alimentaire, ce risque serait diminué de 22 %.[2] Il faut savoir qu'en épidémiologie, une réduction de 15 à 22 % du risque, c'est peu. D'autant qu'à ce niveau de consommation de laitages, d'autres risques de cancer existent, comme on le verra dans ce livre.

Or, pour se mettre à l'abri du cancer du côlon, il y a des moyens plus avisés et plus efficaces que se bourrer de laitages. Par exemple, manger plus de fruits, de légumes et de céréales complètes. Pour citer des chiffres récents, en 2006, l'étude prospective européenne

EPIC, qui, avec plus de 500 000 participants, est la plus importante étude de ce type au monde, a établi qu'en mangeant plus de fibres on peut faire baisser son risque de cancer colo-rectal de 40 %, soit deux fois plus que le niveau observé avec les laitages.[3]

Le deuxième bénéfice attribué aux laitages ne doit rien au lait lui-même mais aux bactéries qui le fermentent, les lactobacilles. Le seul effet certain et bien documenté est celui que ces micro-organismes exercent sur la diarrhée infectieuse et sur la diarrhée provoquée par les traitements antibiotiques. Certaines bifidobactéries pourraient aussi prévenir les rechutes de colite ulcéreuse, une maladie inflammatoire chronique du côlon et soulager plus généralement les douleurs intestinales. Beaucoup de ces études n'ont d'ailleurs pas utilisé de yaourt, mais des bactéries vivantes données sous la forme de sachets ou de capsules.

Contrairement à une idée reçue, les yaourts ne sont pas les seuls aliments à apporter des « bonnes bactéries ». On en trouve en grande quantité dans les aliments fermentés et marinés (cornichons, olives), sans compter qu'en mangeant régulièrement des fruits et des légumes, on crée les conditions nécessaires au développement d'une flore intestinale équilibrée. Il n'y a finalement qu'en Europe que les consommateurs se sont laissés persuader qu'il fallait pour être en bonne santé se gaver de yaourt. Sous la pression de Danone, les Français sont devenus les plus gros consommateurs mondiaux de yaourts. Alors que chaque Français consommait 8,7 kg de yaourts en 1980, ce chiffre est passé à 18,5 kg en 1996. Les Américains et les Canadiens se sont montrés bien moins réceptifs à ce concept très largement teinté de marketing, au grand désespoir des publicitaires.[4]

Tous les autres bénéfices supposés des laitages, pour renforcer l'immunité, prévenir l'ostéoporose, le surpoids, le diabète ou les maladies cardiovasculaires ne résistent pas à l'analyse. Il est choquant de constater que des conseils alimentaires, donnés au plus haut niveau par des médecins ainsi que des organismes officiels et suivis par des millions de personnes, ne reposent finalement sur aucune preuve scientifique. Ce livre en fait pour la première fois la démonstration.

Or, au niveau de consommation actuellement recommandé par les autorités sanitaires, c'est-à-dire 3 à 4 laitages par jour, nous augmentons très probablement le risque de maladies chroniques – au lieu de le diminuer. Tout simplement parce que ce niveau de consommation est sans précédent dans l'histoire alimentaire de l'humanité et que nous n'y sommes pas génétiquement adaptés.

UNE INDUSTRIE SUR LA DÉFENSIVE

Jusqu'ici il avait été facile aux nutritionnistes laitiers de balayer d'un revers de la main les arguments des naturopathes qui accusaient maladroitement le lait d'« encrasser » l'organisme. « *Pas scientifique* », ricanaient-ils. La parution en 2004 de *Santé, mensonges et propagande*, écrit avec Isabelle Robard, a changé la donne parce que pour la première fois des données scientifiques incontestables étaient opposées au discours laitier. Pour la première fois de son histoire, l'industrie laitière s'est retrouvée sur la défensive, obligée de répondre sur Internet à ce qu'elle appelle la « rumeur », contrainte d'organiser des conférences dans les congrès de médecine pour réconforter des médecins ébranlés par la lecture de notre livre.

J'ai une mauvaise nouvelle pour elle : ce nouveau livre, que vous tenez entre les mains.

Lait, mensonges et propagande va profondément l'énerver et énerver du même coup les nutritionnistes laitiers. En effet, cet ouvrage développe et amplifie les arguments ébauchés dans *Santé, mensonges et propagande*. En l'écrivant et en le publiant dans ma maison d'édition, je poursuis l'objectif, certainement ambitieux, de porter un coup d'arrêt à la propagande laitière.

Entendons-nous bien. Je dis oui au yaourt, au fromage, au bol de lait qui agrémente le repas. Je suis le premier à me servir un bon fromage fermier qu'accompagne un verre de vin. Et je ne crois pas qu'il y ait le moindre danger à consommer un laitage par jour, si on peut le digérer. Oui au plaisir, donc, mais pas au diktat.

Je considère qu'il est irresponsable de continuer à encourager les Français à manger autant de laitages sous le prétexte de préserver leur santé.

Je publie ce livre parce que les écrits restent et qu'à l'heure des inévitables bilans, dans les prochaines années, il faudra bien se poser la question des responsabilités.

On ne pourra pas dire qu'on ne savait pas.

QUELQUES CHIFFRES POUR SAVOIR DE QUOI ET DE QUI ON PARLE

Le chiffre d'affaires de l'agro-business laitier en France dépasse 20 milliards d'euros. C'est 16 % de la production européenne et 5 % de la production mondiale.

L'industrie laitière représente 20 % du chiffre d'affaires des industries agroalimentaires françaises. Elle emploie directement 180 000 personnes.

Elle est le premier annonceur publicitaire de l'agro-alimentaire.

Chaque Français consomme en moyenne près d'une demi-tonne d'équivalent lait entier par an.

LE LAIT, L'ALIMENT IDÉAL ?

Tout ce qui est bon selon les parents,
ne l'est pas.
Le soleil, le lait, la viande rouge,
le collège.

WOODY ALLEN

LE LAIT EST VOLONTIERS PRÉSENTÉ PAR L'INDUSTRIE, les nutritionnistes laitiers et les autorités sanitaires comme un aliment essentiel, une sorte d'idéal. S'en priver, ce serait selon eux se condamner à une vie misérable que l'on passera à traîner des os poreux.

Voilà qui tombe bien, il se trouve que ce genre de prédiction a été testé grandeur nature par l'humanité depuis des centaines de milliers d'années.

Au large du Japon l'archipel d'Okinawa étire ses 161 îles verdoyantes, dans les eaux turquoise de la mer de Chine. Okinawa a des allures de paradis terrestre et pas seulement à cause de ses plages au sable immaculé. Les habitants de cet archipel ne sont pas tout à fait comme nous : ils courent trois à quatre fois moins de risques de cancer, d'ostéoporose et d'autres maladies dégénératives liées à l'âge. Avec quatre fois plus de centenaires qu'en Occident, c'est à Okinawa que l'on vit le plus longtemps sur Terre ! « *Un Américain a en moyenne 7 ans de handicap à la fin de sa vie, mais un habitant d'Okinawa 2 ans et demi seulement*», note Bradley Willcox, l'un des chercheurs qui a enquêté sur la santé exceptionnelle dont on jouit à Okinawa. « *Non seulement les Okinawais vivent plus longtemps, mais ils vivent plus longtemps en bonne santé.* »

Les secrets des Okinawais ? Une alimentation frugale, pauvre en calories mais rassasiante parce qu'elle est majoritairement constituée de végétaux. Il n'y a chez ces centenaires aucune trace de malnutrition. « *Au contraire,* dit Bradley Willcox, *la nourriture et la cuisine occupent une place importante dans la culture d'Okinawa.* » En fait – et c'est l'une des révélations les plus étonnantes de l'étude d'Okinawa –, les centenaires de l'archipel, s'ils ont consommé toute leur vie moins de calories qu'en Occident, avalent en réalité, si l'on retient le critère du poids, plus de nourriture que nous !

Pour ne prendre qu'un exemple, un hamburger avec du fromage ne pèse que 100 g mais apporte 280 calories. C'est précisément le nombre de calories fourni par un repas traditionnel d'Okinawa : légumes frits, riz complet et soupe miso, le tout pour un poids de 500 g, soit 5 fois celui du hamburger. Grâce à ce régime, les habitants d'Okinawa peuvent manger sans se priver, sans prendre un gramme et en freinant le vieillissement ! D'ailleurs, les études conduites sur les Okinawais émigrés au Brésil montrent qu'ils consomment dix-huit fois plus de viande que dans l'archipel, deux fois plus de charcuteries, trois fois plus de sucre et de laitages, trois fois moins de légumes et de poissons. Soit au total plus de 30 % de calories supplémentaires. Et il y a chez eux cinq fois moins de centenaires qu'à Okinawa même.

Les responsables de l'étude des centenaires d'Okinawa ont élaboré une série de recommandations alimentaires pour freiner le vieillissement, sur le modèle de ce régime. Mon ami Jean-Paul Curtay a fait de même dans un livre récent. Ces recommandations rejoignent les conseils officiels français sur deux points : la part des graisses et des sucres ajoutés qui doit être réduite. Mais les céréales et les féculents, qui constituent pour des raisons culturelles et économiques la base de l'alimentation française, sont marginalisés dans le régime d'Okinawa.

Et les laitages, ces aliments idéaux porteurs de bonne santé ? Dans le régime d'Okinawa, il n'y en a pas.
Eh oui, chers amis : le régime le plus efficace pour vivre plus vieux en bonne santé est un régime sans laitages.
Ça alors, et nous qui pensions que les laitages étaient indispensables !
Que la terre entière en mangeait !
Qu'ils étaient consommés depuis l'aube des temps !
Comment a-t-on pu nous faire avaler tout ça ?

COMMENT ON VOUS A FAIT CROIRE QUE LE LAIT EST L'ALIMENT IDÉAL

Je boirai du lait le jour où les vaches mangeront du raisin.

JEAN GABIN

LE 18 SEPTEMBRE 1954, PIERRE MENDÈS FRANCE, président du Conseil s'adresse à la radio aux petits Français qui vont prendre le chemin de l'école. Il leur annonce qu'il leur sera bientôt servi chaque jour un verre de lait avec du sucre, de quoi les rendre « studieux, solides, forts et vigoureux». C'est le premier Programme national nutrition santé, presque aussi inspiré, avec son lait et son sucre, que son rejeton de 2001 avec son lait, ses patates, son pain et sa phobie du gras. Le 26 novembre 1954, une circulaire précise que tous les enfants scolarisés dans le premier degré bénéficieront à partir du 1er janvier 1955 de distributions de lait et de sucre dans les établissements scolaires du public et du privé.

La distribution de lait à l'école a marqué les esprits de plusieurs générations car cette mesure étatique élevait le lait au rang d'aliment indispensable, au même titre que l'eau. Elle a fait le lit de l'énorme marché que représentent aujourd'hui les laitages. Rétrospectivement, le fait que la mesure concernait conjointement la distribution de sucre la rend particulièrement savoureuse à tous ceux qui, comme moi, dénoncent depuis des années la consommation excessive de sucre… et de lait.

Mais revenons à Pierre Mendès France. Comment des hommes politiques responsables, intelligents, vont-ils se persuader et persuader leurs concitoyens que les laitages sont aussi indispensables à la santé que l'eau, les fruits et les légumes ? Est-ce parce qu'à l'instar de l'eau, des fruits et des légumes, l'humanité consomme des laitages depuis que l'homme est homme ? Non, le seul lait consommé par l'homme pendant la quasi-totalité de l'histoire de son évolution – c'est-à-dire sept millions d'années – a été celui de sa mère.

Pour comprendre l'irrésistible ascension du lait de vache, il faut faire un saut en arrière de quelques milliers d'années seulement.

Les laitages sont en effet apparus dans l'alimentation humaine au néolithique avec l'élevage, mais seulement dans certaines régions du globe. Le mouton a été domestiqué il y a 11 000 ans, la chèvre et la vache 1000 ans plus tard environ. Les traces les plus anciennes d'une consommation de laitages datent d'il y a environ 6 000 ans ; elles ont été retrouvées dans des poteries britanniques.

Cela paraît beaucoup, 6 à 10 000 ans, mais ce n'est rien comparé aux sept millions d'années qui représentent l'histoire de l'évolution humaine. Sur une échelle de l'évolution représentant ces sept millions d'années, qui irait du 1er janvier au 31 décembre, le lait est introduit en fin d'après-midi du 31 décembre. Pas vraiment « *l'aube de l'humanité* ». Cette introduction très tardive a des conséquences potentielles que chacun peut imaginer dès lors que l'on garde à l'esprit les changements très progressifs qui touchent nos gènes.

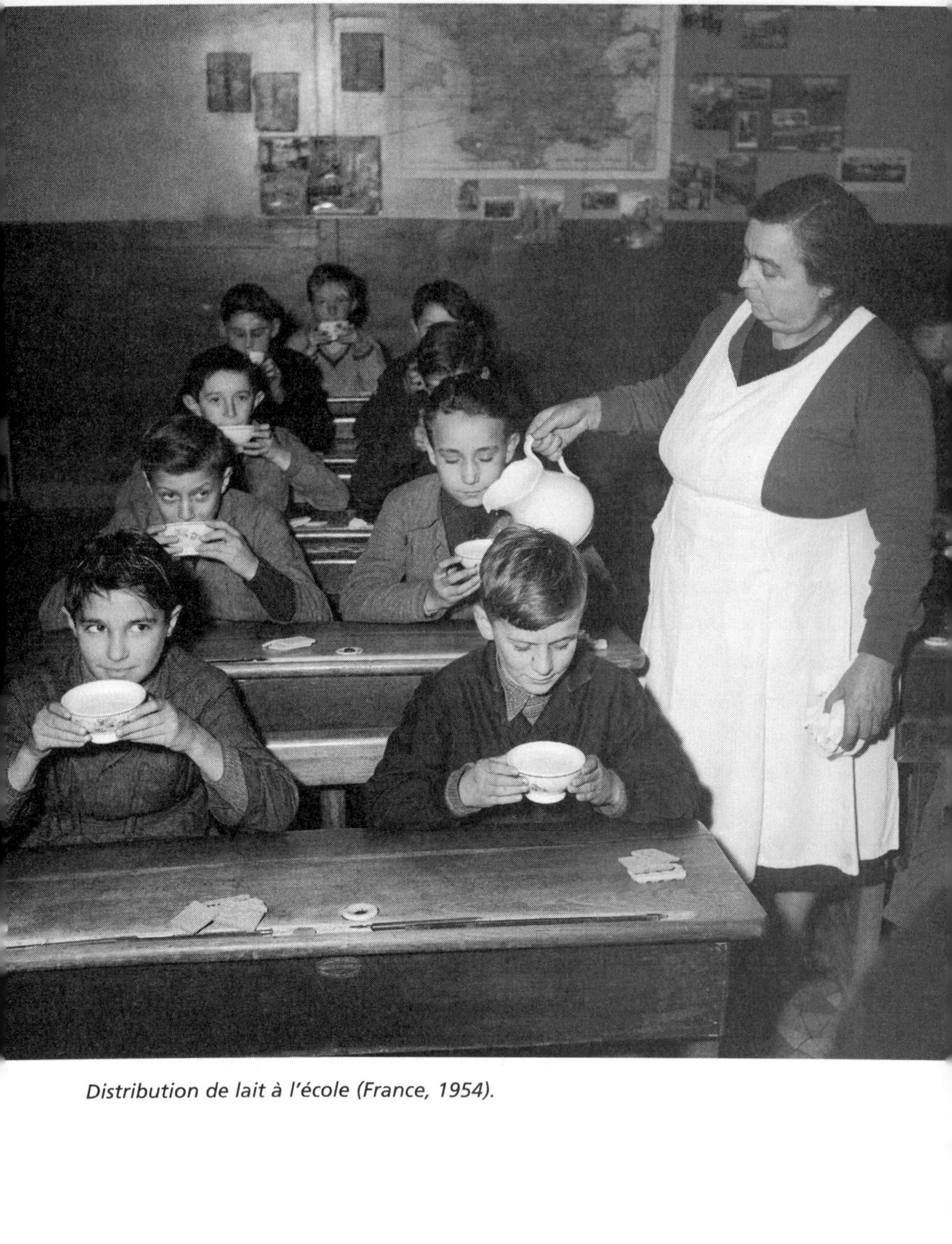

Distribution de lait à l'école (France, 1954).

Nos gènes, pour la plupart, nous viennent du fond des âges. Nous verrons tout au long de ce livre qu'à cause de ces gènes préhistoriques, nous ne sommes qu'imparfaitement adaptés à ces nouveaux venus dans notre assiette que sont, avec les laitages, les autres aliments du néolithique : sel, sucre, céréales et huiles...

LA LOCOMOTIVE, PASTEUR ET LES RÉFRIGÉRATEURS

Après le néolithique, l'Europe peut être divisée en deux parties selon leur relation avec les laitages. Dans le nord de l'Europe, explique l'historien Bruno Laurioux, on rencontre les « *peuples du lait* » ou barbares qui « *ne sèment pas de blé, vivent de lait et de viande et sont vêtus de peaux* ».[5] Dans le sud prédominent les cultivateurs, comme c'est le cas dans la Rome antique. Au Moyen Âge encore, raconte Bruno Laurioux, « *quand les laitages forment la base de l'alimentation, leur consommation constante est plutôt une marque de pauvreté. Elle symbolise, aux yeux de beaucoup, l'arriération de certaines peuplades méprisées.* »

Si vous êtes originaire du sud de la France (sauf si vous êtes Basque), il y a de fortes chances que vous ne digériez pas le lait – comme la plupart de ceux qui peuplent cette terre. Mais même si vous faites partie des Français qui assimilent le lactose, il ne faudrait pas croire que vos ancêtres mangeaient 3 à 4 laitages par jour comme vous le faites peut-être aujourd'hui.

Jusqu'à la fin du XIXe siècle, le lait n'est guère populaire. On le consomme à la campagne, on l'utilise pour faire du beurre ou du fromage, mais on considère qu'il est trop dangereux pour être bu tel quel, en particulier par les jeunes enfants. C'est un nid à microbes, qui a le désavantage de « tourner ». En plus, du lait allongé à l'eau se retrouve sur les étals ; bref, on s'en méfie. Publié en 1607, *le Thrésor de santé*, un livre de cuisine et de diététique met en garde contre cet aliment en décrivant fidèlement les symptômes de l'intolérance au lactose : « *S'il rencontre un estomac froid, il s'y caille et agglutine, voire même s'y aigrit. Il enfle aussi et remplit de flatulences les intestins.* »

A la même époque les médecins accusent le lait de transmettre la lèpre. L'Eglise interdit de consommer des laitages les jours maigres (soit tout de même selon Bruno Laurioux, plus de cent vingt jours par an). Après la Renaissance, l'Eglise assouplit sa position : il suffit de payer pour avoir le droit au beurre pendant le carême. Et les médecins trouvent subitement des vertus au lait.

A la fin du XIXe siècle, le développement de la consommation de viande entraîne par ricochet celui des fermes laitières, d'autant que le chemin de fer permet de transporter le lait liquide. La pasteurisation, mise au point en 1871, favorise aussi la consommation de lait. On conseille à la ménagère de faire bouillir son lait avant de le consommer.

C'est vraiment au XXe siècle que l'on voit les laitages faire leur apparition dans les foyers grâce à l'essor de la réfrigération qui permet de conserver et de transporter le lait et à l'attrait pour les crèmes glacées qui se généralise. Au début des années 1950, le lait est encore livré aux détaillants dans des bidons. Ils le reconditionnent ensuite en bouteilles. Mais le 23 février 1950 l'État impose la vente du lait pasteurisé en bouteilles cachetées dans les villes de plus de 20 000 habitants. Dès lors, la distribution en bouteilles ou en « berlingots » se généralise.

A L'ASSAUT DES ENFANTS

Parallèlement, un marché considérable s'est ouvert : celui des enfants. Et pour commencer, celui de la petite enfance. Pour l'agrobusiness de l'époque, c'est une percée stratégique puisque les habitudes alimentaires acquises dans l'enfance ont tendance à se prolonger jusqu'à la fin de la vie.

Le lait concentré a fait son apparition dans les années 1850 aux Etats-Unis. Première entreprise à en produire en Europe, l'Anglo-Swiss Condensed Milk Company est fondée 16 ans plus tard en Suisse. En quelques décennies, quatre autres usines voient le jour. Elles transforment chaque jour plusieurs dizaines de milliers de tonnes de lait en lait concentré sucré. Comme une concurrence sur les farines lactées oppose l'Anglo-Swiss à la maison Henri Nestlé, à Vevey, les deux entreprises choisissent de fusionner en 1905 pour devenir Nestlé.

Au cours de la Première Guerre mondiale, la demande gouvernementale pour les produits laitiers en conserve – servis aux soldats – s'envole, et c'est tout le secteur de transformation du lait qui engrange des profits colossaux. Des régions agricoles entières aux Etats-Unis, en Angleterre, en Espagne, en France sont aspirées dans cette demande de production laitière. Après la guerre, les industriels, confrontés à une baisse des commandes font habilement la promotion auprès des mamans du lait concentré comme aliment de l'enfance.

Dans les années 1930, Nestlé lance une gamme de produits laitiers et d'aliments pour enfants qui nécessitent l'addition de lait. Dans les années 1950, mais surtout dans les années 1960, une série d'actions promotionnelles soigneusement planifiées propulsent dans les maternités des formules lactées censées remplacer le lait maternel. On délivre des échantillons gratuits, on graisse la patte du personnel médical ou paramédical pour qu'il fasse la réclame pour les laits artificiels. Des chefs de clinique sont promenés dans des palaces tropicaux sous couvert de « séminaires. »

Si une partie des nourrissons – ceux qui ne sont pas allaités ou qui le sont peu de temps – est déjà bien conditionnée à consommer du lait, reste à conquérir les immenses bataillons d'enfants nés à la fin de la guerre, ou juste après, ceux qu'on appelle aujourd'hui les baby-boomers. Ça tombe bien, on vient juste d'inventer le marketing et les outils de propagande.

UNE VIOLENCE FAITE AU TIERS-MONDE

Les pratiques d'échantillonnages gratuits, de cadeaux offerts au personnel soignant pour promouvoir les laits artificiels se font aujourd'hui plus discrètes dans les pays développés, mais elles se poursuivent au grand jour en Afrique et en Amérique du Sud. Elles contribuent à l'érosion progressive de l'allaitement maternel et à la mortalité infantile, notamment parce que dans beaucoup de ces régions l'eau – qui sert à la préparation du biberon – n'est pas potable. Ou parce que la meilleure des formules lactées n'est pas adaptée aux besoins d'un enfant qui naît dans un environnement difficile. Selon l'Organisation mondiale de la santé, 1 million et demi de bébés meurent chaque année de n'avoir pas été nourris au sein car dans certaines régions, ne pas être allaité, c'est être condamné aux infections et à la malnutrition.

UN GRAND SUCCÈS DU MARKETING ANGLAIS : LE LAIT À L'ÉCOLE

Mais le grand marché du lait pour les futurs adultes naît d'une initiative britannique, le *Milk Act,* de 1934. Dès la fin des années 1920, les producteurs de lait ont commencé de distribuer à petit prix du lait dans les écoles britanniques pour « le faire connaître » et assurent-ils « combattre la malnutrition. » L'opération ressort du pur marketing et de la fameuse technique de l'échantillonnage. L'initiative fait sensation, et les producteurs déploient alors un lobbying intense auprès du ministère de l'Agriculture pour qu'il prenne le relais : le lait n'est-il pas selon les mots d'un industriel de l'époque « l'aliment idéal de l'enfance » ?

Peter Atkins, un chercheur de l'université de Durham, a décrit dans un excellent article comment ce lobbying industriel efficace a conduit le gouvernement britannique à adopter la mesure du « lait à l'école ». « *La nécessité économique de fournir un marché aux producteurs de lait liquide,* écrit-il, *prévalait dans l'esprit des hommes politiques sur l'intérêt d'un supplément nutritionnel pour les enfants mal-nourris.* »[6] En octobre 1934, le ministère de l'Agriculture annonce donc que les élèves des écoles élémentaires recevront chaque jour un verre de lait au prix subventionné d'un demi-penny. L'idée ne fait pourtant pas l'unanimité dans le gouvernement et dans le pays mais elle est adoptée puis étendue à tous les établissements.

En 1939, 87 % des écoles élémentaires d'Angleterre et du Pays de Galles et 56 % des élèves de collège boivent chaque jour un verre de lait payé par le contribuable. Margaret Thatcher mettra fin à cette orgie laitière en 1971, ce qui lui vaudra une campagne de presse hostile de la part des producteurs de lait, qui la traitent alors de « voleuse de lait » sur le mode des « voleurs d'enfants » (*milk snatcher*).

« *Aujourd'hui que l'on connaît les problèmes de santé potentiels posés par la consommation massive de lait* », écrit la journaliste anglaise Anne Karpf dans l'édition du 13 décembre 2003 du journal *The Guardian*, « *peut-être devrions-nous témoigner rétrospectivement à Margaret Thatcher quelque gratitude.* »

1970 : L'AMÉRIQUE SERT 2,7 MILLIARDS DE VERRES À SES ÉCOLIERS

C'est en 1927 que le lait fait son apparition dans les conseils diététiques du magazine américain *Good Housekeeping*. Le journal conseille aux mamans les menus suivants :
- Sandwiches aux œufs et au céleri, petits gâteaux, dattes, lait
- Sandwiches à la tomate, gingerbread, lait, pomme
- Crackers au beurre de cacahuètes, dessert à la crème, pomme, lait
- Sandwiches aux œufs et au lait, crème caramel, lait. [7]

Parti de Grande-Bretagne, le lait à l'école franchit l'Atlantique.

Le 4 juin 1940, un programme de distribution de lait est mis en place à Chicago. L'idée s'est imposée à la municipalité à la suite du lobbying intense des sociétés laitières de l'Illinois, qui sont subjuguées par le succès de l'expérience britannique.

Le programme est d'abord limité à 15 établissements scolaires situés dans des quartiers pauvres de la ville. Un bol de lait de 250 cl coûte 1 cent aux élèves ; ceux qui ne peuvent pas payer y ont accès gratuitement. Le financement de l'opération est assuré par des associations caritatives et les fonds fédéraux.

Le 14 octobre 1940, l'opération est étendue à la ville de New York : d'abord 45 écoles, puis rapidement 123 y participent. D'autres villes s'y intéressent et en avril 1941 ce programme concerne les écoles d'Omaha (Nebraska), Ogden (Utah), Birmingham (Alabama), St. Louis (Missouri) et Boston (Massachusetts).

Pour approvisionner les écoles, le ministère de l'Agriculture lance des appels d'offres auprès des sociétés laitières. Les sommes récoltées auprès des élèves (1 cent par verre) sont transmises chaque mois par les écoles au ministère. La différence entre le coût réel de l'approvisionnement en lait et les fonds remontés des établissements scolaires est prise en charge par le contribuable américain.

En 1943, tous les Etats américains ont adopté ce programme. En 1957, le Congrès en étend le bénéfice aux crèches et aux garderies, aux centres de soins, aux camps de vacances et « *aux institutions similaires à but non lucratif qui se consacrent aux soins et à l'éducation des enfants* ». En 1966, ce programme de distribution de lait a été intégré au *Child Nutrition Act*, le programme national qui subventionne les restaurants d'établissement. On ne sait pas si la distribution de lait dans les écoles américaines a eu des conséquences positives sur l'état nutritionnel des élèves, mais elle en a eu sur les profits des sociétés laitières. En 1946, 228 millions de verres de lait ont été servis dans les écoles au titre de ce programme et 2,7 milliards en 1970. Depuis, la consommation de lait dans les écoles américaines a fortement reculé : 1,8 milliards de verres servis en 1980, 181 millions en 1990, à peine 100 millions en 2005. Ces chiffres expliquent les offensives marketing récentes (lire page 47).

EN FRANCE, LE PREMIER PROGRAMME NATIONAL NUTRITION SANTÉ !

En France, la distribution de lait à l'école est instaurée par Pierre Mendès France le 26 novembre 1954. L'affaire part de loin, comme le rappelle opportunément Didier Nourrisson dans son livre très documenté *A votre santé ! Education et santé sous la IVe république*.[8]

Un Office du lait a vu le jour à Paris près de 30 ans plus tôt, en 1926. Objectif : comme en Angleterre, distribuer du lait dans les écoles. Au cours des années qui suivent, plusieurs villes du nord et de l'ouest du pays reprennent à leur compte l'initiative parisienne et en 1932, sous la pression amicale du lobby laitier, le ministère de l'Agriculture met sur pied un Comité national de Propagande du lait, des beurres et des fromages (ça ne s'invente pas !). Son but est double : encourager la consommation de laitages et soutenir par un mécanisme de subventions les établissements et les organismes qui distribuent du lait.

Le député de l'Eure Pierre Mendès France, élu en 1932, est très sensible aux arguments des producteurs laitiers locaux et des pédiatres qui voient dans le lait l'aliment idéal de l'enfant en croissance. Il faut dire qu'il est affolé par les ravages que l'alcoolisme fait dans son département et plus généralement dans l'ouest rural.

Le lait comme antidote au vin et au calvados, voilà ce qui explique probablement le dépôt à l'Assemblée nationale en novembre 1937 d'un texte visant à systématiser la distribution de lait dans les écoles des communes de plus de 500 habitants. Pour donner l'exemple, Pierre Mendès France convainc le maire d'Evreux, Georges Chauvin, de servir chaque jour à la saison froide un tiers de litre de lait aux écoliers de la ville. L'opération a lieu de décembre 1937 à mars 1938. Elle est financée par l'Union laitière de l'Eure et par le département. Les élèves sont pesés et mesurés, et des pédiatres assureront par la suite que l'expérience, malgré sa brièveté, a permis un gain de taille.

Des bras robustes et vigoureux, voilà ce dont la France a besoin pour se redresser après la parenthèse de la guerre, et quoi de meilleur, de plus nutritif, de plus complet que le lait ? C'est avec ces arguments que l'industrie laitière française va réussir à imposer un *Milk Act* à la française.

Cependant faire grandir les petits Français n'est pas la seule motivation des producteurs. « *Etendue aux villes de plus de 50 000 habitants, une telle distribution porterait sur 1,2 millions d'hectolitres de lait si on en donnait un quart de litre par enfant et constituerait en même temps qu'un effort pour la défense sanitaire de l'enfance, un encouragement pour la production dans l'avenir* », peut-on lire en 1947 dans une note de synthèse de l'industrie.

En 1951, Pierre Mendès France relance une opération de distribution de lait dans 52 communes de son département de l'Eure, avec le soutien financier du vieux partenaire qu'est devenu l'Union laitière départementale.

LA VÉRITABLE HISTOIRE DU LAIT À L'ÉCOLE

Le 18 juin 1954, après la chute de Diên-Biên Phu, Pierre Mendès France est nommé président du Conseil. Au poste de ministre de l'Agriculture, il confirme Roger Houdet, déjà membre du précédent gouvernement Laniel. Mais le secrétaire d'Etat à l'agriculture est un nouveau venu : le député de la Vienne Jean Raffarin.

Né en 1914 à Vouzailles dans la Vienne, Jean Raffarin est nommé en 1944 directeur de la coopérative des agriculteurs de ce département d'élevage. Il est élu député en 1951 avec le soutien des syndicats agricoles. Avec lui au ministère de l'Agriculture de Pierre Mendès France, c'est tout le lobby agricole qui entre au gouvernement. En témoigne le discours du président local du principal syndicat agricole de la Vienne le lendemain de la nomination de Jean Raffarin au gouvernement, que cite Jacques-Henri Calmon dans un livre consacré à Pierre Mendès France. « *Il est apparu qu'il était de la plus grande importance pour le monde agricole,* dit ce responsable local, *d'avoir une place au ministère, quelqu'un de sûr et d'une compétence indiscutable pour définir cette politique, en plein accord avec les organisations professionnelles et nous pensons que notre ami Raffarin était parfaitement qualifié pour remplir cette mission. C'est pourquoi nous lui avons conseillé d'accepter la proposition qui lui était faite.* » [9]

Cette fois, l'industrie laitière, que Pierre Mendès France estime et qui le lui rend bien, est représentée au plus haut niveau de l'Etat. Elle s'apprête à en tirer tous les avantages.

En ces temps de reconstruction, le nouveau président du Conseil rage toujours de voir une partie de la jeunesse française dissoudre sa vigueur dans la consommation d'alcool. De ce poison, le lait sera l'antidote. Dans le courant de l'été, il réunit son gouvernement. Objectif : en finir avec l'imprégnation alcoolique. Aux Etats-Unis, où il se rend souvent, il a vu des adolescents propres et disciplinés commander du lait et des milk-shakes aux comptoirs de formica des *Diners'*, pas des ballons de rouge ! Peut-être entrevoit-il une France ainsi américanisée, lisse, nourrie aux bons pis des vaches normandes.

Il faut dire que depuis la fin de la guerre, les pédiatres français qui conseillent le gouvernement sont eux aussi à l'écoute des messages nutritionnels venus de l'autre côté de l'Atlantique, où l'Organisation des Nations Unies pour l'alimentation et l'agriculture (FAO : *Food and Agriculture Organization*), a vu le jour le 16 octobre 1945.

Objectif principal de la FAO : réalimenter les populations européennes et japonaises saignées par la guerre. Sait-on que les 13 milliards de dollars du Plan Marshall n'ont pas été employés qu'à la reconstruction des infrastructures détruites, villes, réseaux de transport, usines ? L'agriculture est au cœur des préoccupations. Mais quelle agriculture ? A la FAO, dans les années d'après-guerre, l'influence américaine est grande. On s'accorde donc à penser que le régime alimentaire doit être énergétique et riche en protéines « de qualité », entendez des protéines animales. C'est le triomphe de la viande, du lait et des calories vite disponibles, celles des glucides (sucre et blé). C'est sur ces grands axes que va se rebâtir l'agriculture européenne. Ce sont eux – glucides et laitages – qui sous-tendent encore les recommandations nutritionnelles actuelles.

Deux hommes pèseront sur la nouvelle orientation alimentaire et agricole que prend l'Europe dans les années 1950. Le premier, un Français, s'appelle Marcel Autret. Pharmacien et chimiste de formation, il a travaillé à l'Institut Pasteur avant de s'intéresser à l'alimentation. Entré à la FAO en 1949, il n'imagine pas une alimentation de qualité sans protéines animales. Selon lui, le manque de protéines est le problème nutritionnel majeur dans le monde d'après-guerre. Persuadé que les plantes sont carencées en protéines, il préconise d'augmenter la production et la consommation de lait et de viande, d'autant assure-t-il curieusement en référence à la situation américaine, que les pays où l'on consomme le plus ces aliments sont aussi les plus riches.

POUR L'EUROPE, DU LAIT ET DU SUCRE

Une autre voix domine aux Etats-Unis toutes les autres dès qu'il est question d'alimentation. C'est celle du Dr Frederick Stare qui a fondé en 1942 le département de nutrition à Harvard (Boston, Massachusetts). Comme Autret, Stare n'a pas grande estime pour les fruits et les légumes (« *pas mauvais, mais comment voulez-vous vivre de trois bouts de pomme et d'une feuille de salade ?* ») Selon lui, pour « revitaliser » une population, rien ne vaut… le lait et le sucre (« *un aliment très énergétique... versez un sucre dans votre café trois à quatre fois par jour.*»)

Et cela s'explique. Stare a grandi dans le Wisconsin, la crèmerie de l'Amérique, qui affiche comme emblème une vache laitière et un érable – le lait et le sucre déjà. Jeune médecin, il a été envoyé à la fin de la guerre aux Pays-Bas avec deux laboratoires mobiles et une mission : trouver les moyens de nourrir un pays affamé par 5 ans d'occupation et où les privations ont fait 10 000 morts. Il en revient avec au moins deux certitudes : les protéines du lait et l'énergie du sucre sont ce qu'il faut aux Européens convalescents.

Au début des années 1950, Stare édicte des conseils nutritionnels dont une partie tient dans un verre de lait servi deux fois par jour avec un sucre. Dans son livre, Didier Nourrisson cite un article du journal médical français *Pédiatrie* de 1953 [8]. Le titre : *Les modalités les plus convenables pour la distribution de lait à des enfants d'âge scolaire.* On y lit qu'il faut servir aux enfants « *à 10 heures et à 16 heures un verre de lait « complet », chaud en hiver, additionné d'un sucre de 3 à 5 g, soit un total de 200 calories* ». Stare est passé par là. De Boston, il fait l'apologie du sucre, un nutriment « énergétique », facile et pas cher à produire, qui pourrait « *résoudre les problèmes alimentaires d'une partie de la planète* ». Encore les calories. Et de proposer de couvrir une partie du territoire, selon la latitude, de champs de canne à sucre ou de champs de betteraves. Or que décident Pierre Mendès France et Jean Raffarin dans le creux de l'été 1954 ? D'orienter les récoltes de betteraves vers la production de sucre, pas celle d'alcool, et de distribuer chaque jour aux écoliers de France et de Navarre, ce sucre avec du lait !

Force des symboles, Pierre Mendès France boit ostensiblement du lait à la tribune de l'Assemblée. En déplacement officiel aux Etats-Unis, il donne un banquet et y convie la presse internationale. Devant les objectifs, il se fait servir un verre de lait. L'image est prise à New York mais elle s'adresse à la France profonde. A Saint-Céré le libraire papetier Pierre Poujade qui dirige un mouvement de commerçants et artisans populiste et anti-parlementaire, s'étrangle. Avec une grande délicatesse (Pierre Mendès France est d'origine judéo-portugaise), il lance au président du Conseil : « *Si vous aviez une goutte de sang gaulois dans les veines, vous n'auriez jamais osé, vous, représentant de notre France producteur mondial de vin et de champagne, vous faire servir un verre de lait dans une réception internationale ! C'est une gifle, monsieur Mendès, que tout Français a reçue ce jour-là, même s'il n'est pas un ivrogne.* »

LE MIDI A FAILLI FAIRE CAPOTER LE LAIT À L'ÉCOLE !

Les sénateurs du Midi de la France n'ont pas beaucoup apprécié l'initiative du gouvernement de Pierre Mendès France de distribuer du lait dans les écoles. Lobby viticole contre lobby laitier, lors de la discussion du budget de l'agriculture, ils déposent à la fin de l'année 1954 un amendement pour remplacer dans les établissements scolaires la distribution de lait par celle de jus de fruits ! Mais le gouvernement met son veto et l'amendement est retiré. C'est bien du lait et non des jus de fruits, qui sera servi à des générations d'enfants.

Le 26 novembre 1954, une circulaire indique que tous les enfants du primaire bénéficieront à partir du 1er janvier 1955 de distributions de lait et de sucre. De son côté, un décret impose un huitième de litre de lait quotidien dans la ration du soldat.

L'Etat prend en charge l'essentiel du coût de ces opérations.

Didier Nourrisson a retrouvé les termes dans lesquels Pierre Mendès France commente alors sa circulaire : « *Ces distributions seront salutaires pour la santé de nos enfants. Elles aideront à écouler une partie de notre production laitière et sucrière ; et elles prépareront une modification progressive des habitudes des consommateurs dans nos pays où le lait et le sucre ne sont pas consommés autant que le voudraient la santé et la vigueur de la race, alors que dans d'autres pays voisins et semblables au nôtre, ces aliments contribuent plus largement à la ration moyenne de la population. Le progrès social est là aussi.* »

En 1997, le ministre de l'Agriculture Louis Le Pensec reconnaîtra qu'en instaurant le lait (et le sucre !) à l'école, le gouvernement de Pierre Mendès France poursuivait l'objectif « *de stimuler la consommation de lait et de certains produits laitiers par les enfants en créant une habitude alimentaire de consommation* ». [10]

La consommation de lait comme moyen d'écouler les stocks et d'améliorer la santé : un des deux objectifs de Pierre Mendès France et Jean Raffarin ne sera pas tenu. Devinez lequel.

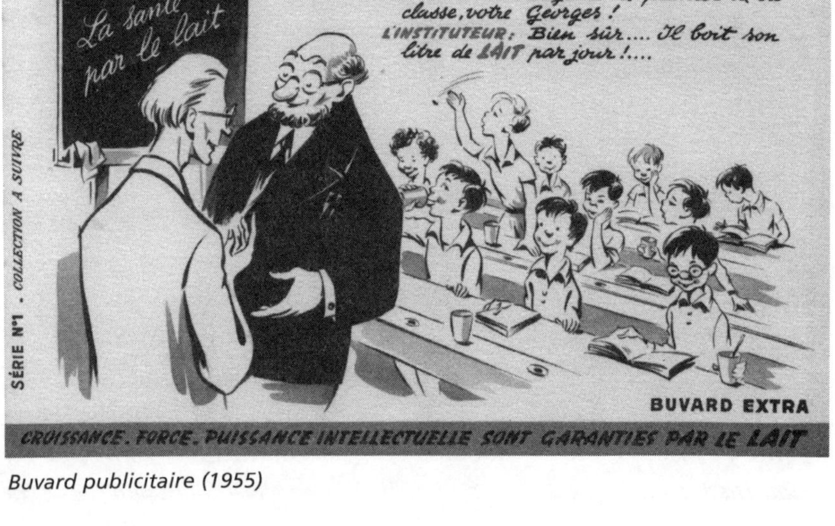
QUAND LE TOUR DE LA VIE SE FAIT AUTOUR DU LAIT...
La santé par le lait
L'INSPECTEUR : Toujours le premier de sa classe, votre Georges !
L'INSTITUTEUR : Bien sûr.... Il boit son litre de LAIT par jour !....
SÉRIE N°1 . COLLECTION A SUIVRE
BUVARD EXTRA
CROISSANCE . FORCE . PUISSANCE INTELLECTUELLE SONT GARANTIES PAR LE LAIT

Buvard publicitaire (1955)

COMMENT ON POUSSE LE LAIT DANS VOTRE GOSIER

Nos politiques nutritionnelles nationales sont corrompues par l'influence de l'industrie laitière.

PR T. COLIN CAMPBELL,
PROFESSEUR ÉMÉRITE DE BIOCHIMIE NUTRITIONNELLE,
UNIVERSITÉ CORNELL, NEW YORK

DEPUIS LE LAIT À L'ÉCOLE, L'INDUSTRIE LAITIÈRE a fait du bon travail puisqu'elle a réussi à persuader les médecins que le lait est un aliment essentiel. Pour cela, alors qu'à la fin des années 1960 l'intérêt pour le lait s'essoufflait, il a suffi d'un mot magique pour en relancer la consommation : le calcium. Depuis cette époque, le corps médical est intoxiqué par le calcium. Entendez par là qu'il s'est laissé convaincre que les pays occidentaux sont confrontés à une crise gravissime : l'insuffisance de ce minéral à laquelle seule une consommation massive de laitages peut remédier. Nous y reviendrons.

La propagande en faveur du calcium laitier est orchestrée dans tous les pays par la grande famille française des producteurs et des industriels. En France, trois patriarches œuvrent main dans la main : la Fédération nationale des producteurs de lait, la Fédération nationale des coopératives laitières et la Fédération nationale des industries laitières.

Tout ce beau monde a porté sur les fonds baptismaux une structure de « promotion », le Centre national interprofessionnel de l'économie laitière (CNIEL). Or figurez-vous que le CNIEL a fait des petits.

A commencer par le CIDIL (Centre interprofessionnel de documentation et d'information laitières), créé en 1981. Le CIDIL contribue selon sa propre profession de foi « *au développement de la consommation du lait et des produits laitiers, par des programmes de promotion collective* ». Le CIDIL porte la bonne parole laitière aux médecins et au grand public. Aux médecins, en finançant des numéros spéciaux de la presse médicale pour rappeler l'intérêt du calcium laitier. Ou en montant des conférences, comme lors du Medec 2006 – le salon annuel de la médecine. Celle-ci était intitulée *Lait et santé : rumeurs, vérités et actualités scientifiques*. Quatre blouses blanches dont trois chefs de service très médiatiques avaient été rameutés pour rassurer le corps médical sur les effets inquiétants des laitages qu'évoquait *Santé, mensonges et propagande*. Peine perdue : après la parution de *Lait, mensonges et propagande*, le CIDIL devra mettre encore une fois la main à la poche. Rendez-vous au Medec 2008.

Le CIDIL finance aussi, avec l'aval du ministère de la Recherche et celui du ministère de la Culture des expositions de pure propagande laitière comme *La Vie Lactée*, une manifestation réalisée « *dans un décor enchanteur* » au cours de laquelle les enfants apprennent que le lait est « *synonyme de croissance et de bonne santé* ». Pas un mot bien sûr sur le risque de diabète (lire page 155), histoire de ne pas gâcher la fête. Le CIDIL est également le partenaire de « Terre de Lait », un parc d'attractions dédié au lait situé près de Nantes.

Le CIDIL n'oublie pas les écoles. Il a conçu un site Internet entièrement tourné vers les enseignants et les écoliers et a réussi à faire pénétrer dans les établissements scolaires une impressionnante batterie de fiches, de livres, de posters et de jeux que les enseignants sont invités à commander (moyennant une modeste participation aux frais). Ainsi, le colis « *Grandir, quelle aventure* » destiné aux cycles 1 et 2 comprend un album de soixante-douze pages de récits, d'images et de jeux avec « un dossier détachable pour les parents, "*Alimentation et croissance*" », un dossier « pédagogique » et une plaquette « scientifique "*Croissance et calcium*" *pour répondre aux questions pièges parfois posées par les enfants... et les parents* ». Le CIDIL invite aussi enseignants et enfants à « découvrir le goût avec les produits laitiers » grâce à un « guide d'information pour l'instituteur » et un « livret élève ».

Comme le CIDIL avait un patronyme un peu trop voyant, le CNIEL a accouché d'une association loi 1901 plus discrète, le Centre de recherche et d'information nutritionnelles (CERIN). Pas de trace de lait là-dedans, un nom bien rassurant et quasi-officiel qui leurre chaque année des journalistes et jusqu'à la Commission européenne, un temps persuadée que ledit CERIN était un organisme officiel. Si le CERIN se présente comme « *un organisme scientifique dont la mission est de favoriser le développement et la diffusion des connaissances sur les relations entre alimentation et santé* », les objectifs y sont en réalité les mêmes qu'au CIDIL : vous faire ingurgiter des laitages.

Le CERIN édite des petits fascicules de propagande qui sont distribués dans les salles d'attente des médecins, comme *Du calcium pour la vie.* En fait de calcium, ce fascicule ne s'intéresse qu'aux laitages, mentionnés soixante-deux fois en douze pages. Le document a été financé par la Communauté européenne !

A l'instar du CIDIL, le CERIN organise des expositions itinérantes destinées à encourager la consommation de lait, comme *Voyage au centre de l'os*, inaugurée à la Cité des sciences et de l'industrie, à Paris. Une fois les incontournables considérations physiologiques évacuées, le message résiduel portait encore une fois sur la nécessité de consommer des laitages.

Le CERIN publie tous les mois une revue d'actualité scientifique du nom de *Nutrinews* qui ne manque pas une occasion de marteler l'intérêt que présentent les laitages. *Nutrinews* est adressée à tous les journalistes, enfin presque tous. A la suite de la parution de *Santé, mensonges et propagande*, dans lequel Isabelle et moi-même révélions les pratiques du CERIN, mon abonnement à *Nutrinews* m'a été confisqué. Non, mais !

DES AUTORITÉS SANITAIRES POREUSES

L'industrie laitière a depuis des années ses entrées, aussi bien dans les organismes officiels de santé publique que chez les scientifiques et les médecins référents en nutrition. C'est ainsi qu'elle assure une large part du financement de l'Institut français pour la nutrition (IFN), une structure très influente auprès des pouvoirs publics, qui permet de rapprocher les vues des médecins et chercheurs d'une part et celles des industriels de l'agrobusiness d'autre part. L'IFN fonctionne comme un lieu d'échange où se nouent des contacts fructueux entre industriels et scientifiques.

Ces contacts expliquent l'omniprésence de l'industrie laitière dans les organes officiels qui traitent de santé publique. En 2005, sur les 29 experts du comité de nutrition de l'Agence française de sécurité sanitaire des aliments (Afssa), c'est-à-dire le comité chargé de formuler des recommandations nutritionnelles aux Français, 20 dont le président lui-même, avaient des liens de collaboration avec l'industrie laitière. Treize de ces experts travaillaient avec Danone. Qui dit mieux ?

Peut-être le Programme national nutrition santé (PNNS), mis en place en 2001 pour conseiller les Français sur ce qu'ils doivent manger. En 2005, le patron du PNNS avait seize « liens » avec l'industrie agro-alimentaire, dont Candia et Danone.

Aucun de ces liens n'est jamais porté à la connaissance du public comme la loi l'exige pourtant des experts lorsqu'ils s'expriment en public.

AU ROYAUME DE LA CONFUSION

L'irrésistible attrait que les laitages exercent sur nos experts apporte bien évidemment son lot de contradictions et, pour le public, de confusion.

Exemple : nos braves experts de l'Afssa et du PNNS conseillent en chœur aux Français de manger 3 à 4 laitages par jour pour être en bonne santé. Bien. Mais dans le même temps, ces mêmes experts conseillent de limiter les graisses saturées, d'origine animale. Et quels sont les aliments qui en apportent le plus ? Les laitages. Trois à quatre laitages non écrémés apportent 15 à 20 g de graisses saturées, alors qu'une femme consommant 1 800 calories (kcal) par jour ne devrait selon ces experts pas en recevoir plus de 16 g, et une personne âgée pas plus de 15 g. Pour résoudre cette contradiction, les experts ont une solution lumineuse : les laitages écrémés, bien sûr ! Il suffit de boire du lait ou du yaourt sans sa graisse. Un conseil en apparence frappé au coin du bon sens qui mais n'a au mieux qu'une portée individuelle – et aucun effet sur la santé publique dont l'Afssa et le PNNS ont la charge.

D'abord il faut noter que l'industrie laitière fait payer aussi cher le lait écrémé que le lait entier. Surtout, la graisse enlevée à votre lait écrémé est recyclée ailleurs dans le circuit alimentaire sous la forme de crème, de fromages, de glaces ou autre. Comme le dit le Pr Walter Willett, patron de l'Ecole de santé publique de Harvard et membre du conseil scientifique de *LaNutrition.fr*, « *une fois qu'une vache est traite, la graisse de ce lait entre dans le circuit et quelqu'un finit par la boire ou la manger* ». Si ce n'est pas vous, c'est donc votre frère. Le succès avec lequel l'agrobusiness laitier a pu recycler ses graisses saturées est flagrant lorsqu'on réalise que la quantité de graisses apportée par les laitages au cours des quarante dernières années est restée stable, alors que les ventes de lait entier ont diminué. Par exemple, en France, la consommation de fromages a augmenté de 5 à 18 kg/an entre 1950 et 1996. Voilà pourquoi le conseil de privilégier les laitages écrémés n'a pas de sens en terme de santé publique.

En s'appuyant sur les conclusions d'une étude conduite pendant plus de 14 ans auprès de 80 000 femmes, le Pr Willett observe que « *si l'on remplaçait 5 % des calories des graisses saturées par des graisses insaturées, le risque d'infarctus ou de décès cardiovasculaire diminuerait de 40 %*. » Donc, si l'on mangeait moins de laitages et plus d'oléagineux, comme les noix ou les noisettes, on améliorerait considérablement la santé de la population toute entière.

Les laitages sont une source majeure d'un autre type d'acides gras, les acides gras *trans*. Et nous voici face à une autre splendide contradiction. Dans de très nombreuses études, les acides gras *trans*, que l'on trouve sous une autre forme dans les aliments préparés, les viennoiseries, les biscuits, augmentent le risque de maladies cardiovasculaires. La famille d'acides gras *trans* fabriquée par les ruminants s'appelle CLA (*conjugated linoleic acids*). L'industrie laitière a dépensé des sommes colossales pour accréditer l'idée que certains membres de cette famille ne se comportent pas comme les autres acides gras trans, qu'ils auraient même des bénéfices, qu'ils préviendraient le cancer. Mais rien de cela n'est avéré : les CLA restent pour l'instant des acides gras trans, avec leurs inconvénients.[11] Parmi ceux-ci, excusez du peu, une dégradation de la sensibilité à une hormone, l'insuline, en particulier chez les diabétiques. « *Les effets des CLA sur l'action de l'insuline sont les effets secondaires les plus dramatiques jamais décrits pour un acide gras* », observe-t-on à l'université d'Uppsala en Suède dans un article récent. [12]

Dans un rapport de 2005, les experts de l'Afssa conseillent à juste titre de consommer moins d'acides gras *trans*. En réduisant les laitages ? Pas du tout. Les experts de l'Afssa recommandent de manger moins de viennoiseries, de pâtisseries, de biscuits, mais de « *ne pas diminuer les apports en lait et produits laitiers tout en préférant les produits demi-écrémés ou écrémés*». On connaît la suite.

On veut bien croire que les contradictions manifestes dans ces messages nutritionnels ne sont pas dictées par la porosité des autorités sanitaires vis-à-vis du lobby laitier. Mais avec de tels ambassadeurs, pourquoi l'industrie donnerait-elle dans la demi-mesure dès lors qu'il s'agit « d'informer » les Français sur les « bienfaits » du lait ?

LA PROPAGANDE PAR L'EXEMPLE : LA VACHE FLEURETTE ET LE PR LACTOS

Si j'étais une vache je serais
une vache à lait.

MATÉRIEL « PÉDAGOGIQUE »
DU CENTRE INTERPROFESSIONNEL D'INFORMATION
ET DE DOCUMENTATION LAITIÈRES (CIDIL), PARIS

LA PROPAGANDE EN FAVEUR DU LAIT COMMENCE TRÈS TÔT, dès les bancs de l'école. Au printemps 2006, la société laitière Lactalis (Laval, Mayenne) a distribué dans les cantines scolaires une brochure de 12 pages, anonyme, intitulée *Laissez-vous conter Fleurette* avec en guest stars la vache Fleurette et le Pr Lactos. Pour Lactalis, l'objectif est autant de vanter les qualités du lait que de faire croire que la vache jouit d'une existence idyllique.

Fleurette, indique la brochure, est une vache de race normande qui « comme toi est très curieuse de découvrir tous les mystères du lait ». Le Pr Lactos, lui, est « un scientifique qui est toujours de bonne humeur ». Son secret ? « Il prend tous les matins un bol de lait, une part de fromage et deux yaourts. »

Dès la première page, cette brochure nous précipite dans un univers féerique, celui de la vache Fleurette. Une vache laitière heureuse de donner son bon lait à tous les enfants qui vont y puiser des trésors de bienfaits.

La brochure étant le prétexte à une discussion de classe, la scène (presque imaginaire) qui suit se déroule dans une classe de CE2 dont les enfants viennent de recevoir la brochure *Laissez-vous conter Fleurette* mais dont la maîtresse connaît bien les pratiques de l'industrie laitière. Alors forcément la discussion souhaitée par le marketing de Lactalis va prendre un tour inattendu. Ecoutons.

La maîtresse : « Alors, vous avez tous en mains le petit livre qu'on vous a distribué à la cantine ?

Les enfants : Oui, maîtresse !

La maîtresse : Voulez-vous que nous parlions de la bonne vache Fleurette et de son bon lait ?

Les enfants : Oui, maîtresse !

La maîtresse : Bien. Quelqu'un sait-il ce qu'il faut pour que la vache Fleurette donne du lait ?

Les enfants :...

La maîtresse : Réfléchissez. Quand une maman a-t-elle du lait ?

Un garçon : Moi, ma maman donne son lait à ma petite sœur qui vient de naître.

La maîtresse : Très bien Théo. Chez les mammifères, la maman fabrique du lait pour nourrir son petit qui vient de naître. Alors que faut-il pour que la vache donne du lait ?

La classe : Qu'elle ait un petit veau ?

La maîtresse : Oui, la vache porte son petit veau dans le ventre pendant 9 mois, comme les êtres humains. Et que se passe-t-il à la naissance ?

Un enfant : Le petit veau reste avec sa maman Fleurette, elle lui donne son lait.

La maîtresse : Ah non, le lait, c'est vous qui le buvez. Donc la vache Fleurette ne peut pas le lui donner puisqu'il est destiné aux hommes.

Un enfant : Qu'est-ce qu'il mange le petit veau ?

La maîtresse : La vache Fleurette lui donne un peu de son lait pendant deux ou trois jours, et puis ensuite on les sépare.

Un enfant : Le veau ne reste pas avec sa maman ?

Un autre enfant : Il ne dort pas près d'elle ?

Un autre enfant : Elle ne le lèche pas ?

La maîtresse : Non, ils sont séparés.

Un enfant : Elle est triste la vache Fleurette ?

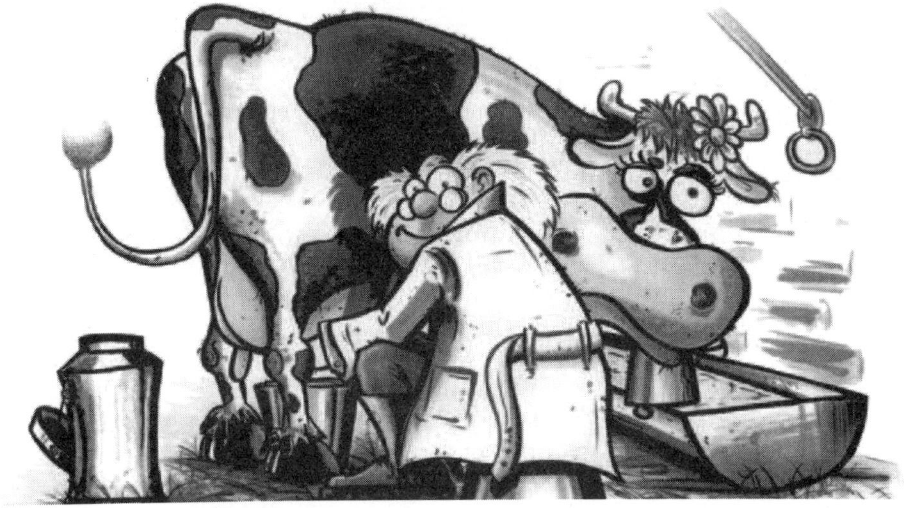

FLEURETTE ET LE PR LACTOS
D'après la brochure Laissez-vous conter Fleurette, *éditée par la société Lactalis.*

La maîtresse : Les producteurs de lait disent qu'elle ne souffre pas, qu'elle se fiche qu'on lui prenne son bébé comme elle se ficherait qu'on lui prenne son seau.

Une petite fille : Peut-être qu'elle est triste. Moi je serais triste qu'on me prenne mon bébé.

Un autre enfant : Qu'est-ce qu'il devient, le petit veau, on lui donne une autre maman pour qu'il la tète ?

La maîtresse : Non, on lui donne du lait en poudre. Si c'est une femelle, on l'élève pour qu'elle donne du lait comme sa maman. Si c'est un mâle, vers l'âge de 6 mois, on l'envoie le plus souvent à l'abattoir.

Un enfant : Qu'est-ce qu'il fait à l'abattoir ?

La maîtresse : Rien. Quand il arrive, on le sort du camion, on lui applique un pistolet sur la tête et on le tue. Ensuite on lui enlève la peau, on lui ouvre le ventre, on lui arrache les intestins et on le coupe en morceaux.

La classe, révulsée : Pourquoi ?

La maîtresse : Comme le lait de sa maman est vendu dans le commerce, elle ne peut pas le lui donner et cela coûte trop cher de le nourrir jusqu'à ce qu'il soit adulte. On préfère en faire des escalopes pour la cantine, ou alors des croquettes ou des boulettes de viande pour les chats et les chiens.

Une petite fille : Qu'est-ce qu'elle devient la vache Fleurette ?

La maîtresse : On lui prend le lait qui était destiné à son petit veau pour le vendre dans les supermarchés, pour en faire des yaourts ou des fromages. On lui prend son lait plusieurs fois par jour, comme si c'était son petit veau qui la tétait.

Un enfant : Comment on lui prend ?

La maîtresse : C'est une machine qui lui tire les mamelles.

Un enfant : Ça lui fait mal à Fleurette ?

La maîtresse : Parfois les mamelles s'infectent et sont enflammées, parce que les mamelles de la vache ne sont pas faites pour qu'on leur prenne autant de lait. C'est douloureux.

Un enfant : Et quand elle n'a plus de lait ?

La maîtresse : Elle a toujours du lait puisque 3 mois après avoir donné un petit veau on lui en fait porter un nouveau dans son ventre.

Un enfant : Elle le garde celui-ci ?

La maîtresse : Non, on le lui prend comme on a pris le premier. Elle ne voit jamais ses petits.

Un enfant : Pendant combien de temps elle fait des petits veaux la vache Fleurette ?

La maîtresse : Jusqu'à ce qu'elle soit trop fatiguée pour donner assez de lait.

Un enfant : Qu'est-ce qu'elle devient ? Elle prend sa retraite comme mon papy ?

La maîtresse : Oh non, quand elle est épuisée, qu'elle ne rapporte plus assez d'argent, en général après 5 ou 6 ans, elle file à l'abattoir, là où ses petits veaux ont été découpés en morceaux. On lui applique un pistolet sur la tête et on la tue. Ensuite, comme on l'a fait à ses petits veaux, on lui enlève la peau, on lui ouvre le ventre, on lui arrache les intestins et on la coupe en morceaux pour faire des biftecks.

Un enfant : Ce n'est pas très drôle d'être la vache Fleurette.

La maîtresse : Mais si, mais si vous l'avez bien lu dans la brochure… Tenez, c'est écrit ici : « Quel bonheur pour la vache ! » Bien, maintenant c'est l'heure du goûter, qui veut un verre de lait ?

La classe : …

LES PREUVES QUE LES LAITAGES NE PRÉVIENNENT PAS L'OSTÉOPOROSE

Croire que l'ostéoporose est due
à un manque de calcium,
c'est croire que les infections sont dues
à un manque de pénicilline.

PR MARK HEGSTED,
PROFESSEUR ÉMÉRITE DE NUTRITION,
UNIVERSITÉ DE HARVARD

T. COLIN CAMPBELL EST L'UN DES CHERCHEURS en nutrition les plus respectés des Etats-Unis. Il a conduit plus de 300 études dans ce domaine, parmi lesquelles l'enquête épidémiologique la plus complète sur les comportements alimentaires et la santé, baptisée, parce qu'elle s'est déroulée en Chine, *The China Study*. Le Dr Campbell est Professeur émérite de l'université Cornell (New York).

D'étude en étude, après plus de 40 ans de recherches, T. Colin Campbell a acquis la certitude que les laitages ne protègent pas de l'ostéoporose. « *On nous alerte presque quotidiennement sur la nécessité de consommer du calcium laitier pour renforcer les os. Nous sommes submergés par une avalanche de commentaires nous avertissant que la plupart d'entre nous ne couvrent pas leurs besoins en calcium. Mais cette orgie de calcium n'est pas justifiée* », explique-t-il.

Attendez, allez-vous me dire : l'Agence française de sécurité sanitaire des aliments (Afssa) comme le Programme national nutrition santé (PNNS) ne conseillent-ils pas de consommer 3 à 4 laitages par jour, précisément pour prévenir l'ostéoporose ? Peuvent-ils se tromper à ce point ?

C'est une question qui concerne directement 200 millions de femmes dans le monde. Aux Etats-Unis seulement, la maladie coûte directement plus de 14 milliards de dollars. Si le Pr Campbell a raison, si les laitages ne préviennent pas cette maladie alors même que la stratégie de prévention massive par le lait a été privilégiée depuis plus de cinquante ans au détriment d'autres mesures plus efficaces, alors les conséquences sur la santé publique sont abyssales.

A LA RECHERCHE DES PREUVES

Le minimum qu'on puisse attendre des autorités sanitaires, c'est qu'elles se fondent sur des preuves irréfutables avant de faire des recommandations. On peut donc imaginer que lorsqu'un ministre de la Santé, un responsable du PNNS ou une agence gouvernementale comme l'Afssa ou l'Inpes demande à chacun de nous de consommer trois ou quatre laitages par jour, c'est qu'il dispose des preuves indéniables qu'en agissant ainsi, on aura des os en meilleure santé.

Si ce n'est pas le cas, cela signifie que nous sommes gouvernés par des individus irresponsables, incompétents ou sans scrupules.

Car non seulement un aliment chasse l'autre, c'est-à-dire qu'en mangeant des laitages, on ne mange pas autre chose qui pourrait nous faire du bien mais on ne peut pas écarter l'hypothèse qu'en surconsommant des laitages on crée des déséquilibres qui mettent la santé en danger.

Les gouvernements, les agences gouvernementales et les nutritionnistes officiels disposent, pour faire des recommandations, des résultats d'études scientifiques. Ces nutritionnistes aimeraient parfois que ces résultats restent confidentiels, afin d'être les seuls à les interpréter pour la multitude. Certains n'apprécient guère que les citoyens que vous êtes disposent des mêmes informations. Mais ces études ne sont pas secrètes. Chacun peut les consulter et les interpréter à condition d'avoir un minimum de connaissances scientifiques et de parler anglais car l'écrasante majorité est publiée dans des revues médicales anglo-saxonnes.

Ce livre s'adresse accessoirement aux professionnels de santé mais je l'ai surtout écrit pour celles et ceux qui ne parlent pas anglais et n'ont pas suivi d'études de biologie, de biochimie ou de médecine. Je souhaite leur faire partager les résultats de ces études sur les laitages et les os sur lesquelles théoriquement les recommandations sont faites.

En effet, depuis de nombreuses années, des dizaines d'études épidémiologiques ou cliniques ont été conduites pour savoir si des suppléments de calcium, et notamment de calcium laitier, rendent les os plus solides. Il serait fastidieux d'en énumérer les résultats ici mais il existe un moyen beaucoup plus simple de les interpréter, un moyen auxquels font appel les experts eux-mêmes. Ce moyen s'appelle méta-analyse. Une méta-analyse est une analyse combinée des résultats de plusieurs études isolées afin d'en dégager une tendance. Une méta-analyse, il faut le savoir, n'est pas toujours à l'abri de défauts.

LES ÉTUDES EN NUTRITION

Il existe deux grands types d'études : les études épidémiologiques et les études cliniques.

Les études épidémiologiques sont des études d'observation. Les chercheurs suivent un groupe important de volontaires sur une longue période, généralement plusieurs années, en les interrogeant à intervalle régulier sur leur alimentation et leur mode de vie. Après quelques années, des associations peuvent apparaître entre un type d'alimentation et une maladie qui s'est déclarée. Il s'agit seulement d'associations et non pas de relations de cause à effet. Les études épidémiologiques permettent de générer des hypothèses. Elles donnent des tendances.

Les études cliniques sont des études d'intervention. Les chercheurs recrutent un groupe de volontaires avec pour objectif d'évaluer les effets d'un régime particulier sur un trouble ou une maladie : ostéoporose, diabète, cancer, etc. La moitié suit une alimentation particulière, celle que l'on veut tester, l'autre son régime habituel (lorsqu'on teste un nutriment, par exemple le calcium, un groupe prend un comprimé actif, l'autre un placebo qui se présente exactement comme le comprimé testé). Après quelques mois ou quelques années de ce régime on compare la santé des deux groupes. Les études cliniques permettent de confirmer ou d'infirmer les hypothèses qui découlent le plus souvent de l'épidémiologie. Elles constituent le meilleur critère d'évaluation mais elles sont difficiles à mettre en œuvre et coûteuses.

PAS DE PREUVES QUE LE LAIT REND LES OS PLUS SOLIDES

Pour y voir plus clair sur l'affaire des laitages et de l'os, les études individuelles, qu'elles soient cliniques ou épidémiologiques, ont fait l'objet de trois grandes méta-analyses. Ces méta-analyses ont été conduites par trois groupes de chercheurs avec chacun leurs propres méthodes.

Robert Heaney, de l'université du Nebraska à Omaha, a publié en 2000 une analyse portant sur 139 études publiées depuis 1975. Il a recensé 52 études d'intervention au cours desquelles on donne un supplément de calcium à des volontaires, et aussi 87 études d'observation au cours desquelles on suit l'évolution d'un groupe de personnes. Robert Heaney a conclu de l'ensemble de ces résultats que les suppléments de calcium et les laitages sont bénéfiques à la santé osseuse. [13]

Mais la même année, les Dr Roland Weinsier et Carlos Krumdiek, de l'université de l'Alabama à Birmingham ont fait le même travail et publié leurs conclusions dans le numéro de septembre de l'*American Journal of Clinical Nutrition.* [14] Elles sont très éloignées de celles de Heaney : « *Même en ne retenant que les études qui trouvent que les laitages améliorent la santé de l'os,* disent-ils, *on a du mal à voir l'intérêt pour la population parce que le bénéfice sur la densité osseuse y est extrêmement faible.* » Selon Weinsier et Krumdiek, seules les femmes de moins de trente ans pourraient éventuellement avoir intérêt à consommer des laitages. Pour les autres, et notamment celles qui approchent de la ménopause ou qui sont ménopausées, il n'existe aucune preuve que les laitages soient bénéfiques. En résumé, concluent-ils, les éléments scientifiques dont on dispose « *ne permettent pas de soutenir la recommandation qui vise à encourager la consommation quotidienne de laitages pour favoriser la santé des os* ».

Mais comment expliquer que des chercheurs qui effectuent le même travail à partir des mêmes données scientifiques parviennent à des conclusions aussi éloignées ? En fait, il y a des différences d'approche.

Heaney s'intéresse au calcium en général et aux données publiées depuis 1975, ce qui explique qu'il ramasse dans ses filets plus d'études que Weinsier et Krumdiek qui ne pistent que celles sur les laitages parues depuis 1985.

Mais la principale différence, celle qui explique que Weinsier et Krumdiek sont en désaccord avec Heaney sur l'intérêt des laitages tient au fait que les deux premiers n'accordent pas uniformément la même valeur à toutes les études.

En effet, en science, certaines études sont mieux conduites que d'autres : elles méritent d'avoir plus de poids dans le diagnostic final. Là où Heaney traite toutes les études sur le même pied, Weinsier et Krumdiek leur affectent selon leur qualité une « note » sur quatre possibles (A, B, C ou D). Par exemple, dans la catégorie « A » sont rassemblées les études les plus fiables : études cliniques contre placebo et études épidémiologiques ayant suivi au moins 3000 personnes pendant un minimum de 5 ans. Les résultats de ces études pèsent plus que ceux des études de la catégorie « C » par exemple, dans laquelle on trouve les études réunissant moins de 200 personnes qui n'auraient pas été suivies régulièrement mais simplement interrogées un jour sur leurs habitudes passées.

Le protocole d'analyse suivi par Weinsier et Krumdiek est, de l'avis des statisticiens, plus fiable que celui suivi par Heaney.

Il y a une autre différence entre Heaney d'une part et Weinsier et Krumdiek de l'autre. Le premier est financé par l'industrie laitière, les deux autres sont des universitaires indépendants.

Même si l'on n'accorde aucun avantage aux méthodes, aux conclusions et à l'objectivité de Weinsier et Krumdiek, on voit mal comment avec deux méta-analyses aux conclusions si opposées, il serait permis d'affirmer que les laitages font des os solides. C'est pourtant ce que martèlent les ministères de la Santé, les nutritionnistes et l'industrie laitière. Peut-être une troisième méta-analyse saura-t-elle nous éclairer ?

LA DENSITÉ MINÉRALE OSSEUSE, UN MARQUEUR VASEUX

Beaucoup des études sur lesquelles s'appuie Heaney pour conclure que les laitages sont bons pour les os, se fondent sur la mesure de la densité minérale osseuse. Certaines études en effet observent que les aliments riches en calcium, comme les laitages, entraînent une augmentation de la minéralisation osseuse. La densité minérale osseuse est souvent utilisée comme critère de la bonne santé des os, mais comme on va le voir, les choses ne sont pas aussi simples !

Dans son analyse, Heaney fait grand cas de l'effet positif des laitages sur la densité osseuse. Pourtant, lui-même admet que « *toutes les manipulations de la consommation de calcium produisent un effet transitoire sur le remodelage osseux, qui s'exprime généralement au cours de la première année du traitement.* » En langage décodé, cela signifie que si les laitages augmentent la densité osseuse, ils le font souvent pendant quelques mois. Une étude qui ne durerait que ces quelques mois observerait donc un bénéfice des laitages. Et si elle durait plus longtemps ? Si elle durait plus longtemps, elle enregistrerait dans la plupart des cas un retour à la densité minérale osseuse d'origine. [15]

Enfin, le concept même de densité minérale osseuse en tant que marqueur de la santé des os aurait besoin de quelques rustines. Par exemple, dans les pays asiatiques et africains la densité minérale osseuse est plus faible qu'en Occident, et pourtant l'ostéoporose y est beaucoup plus rare ! [16, 17] C'est aussi ce qui a été observé chez des végétariens stricts.

La mesure de la densité osseuse par un examen appelé densitométrie osseuse n'est même pas un indicateur fiable pour prédire le risque de fracture du col du fémur et « 85 % des facteurs qui contribuent à l'augmentation du taux de fractures n'ont aucun lien avec la densité osseuse. » [18]

PAS PLUS DE PREUVES CHEZ L'ENFANT, L'ADOLESCENT ET L'ADULTE JEUNE

Dans la plupart des pays occidentaux, les autorités sanitaires ont fait des recommandations à destination des enfants pour qu'ils reçoivent des quantités généreuses de calcium. En France, par exemple, l'Afssa recommande 500 mg de calcium de 1 à 3 ans, 800 de 4 à 9 ans, 1 200 de 10 à 18 ans, 900 au-delà de 18 ans.

Très souvent ces recommandations mettent l'accent sur les produits laitiers. Par exemple, l'Inpes précise que « les jeunes doivent veiller à consommer suffisamment de laitages en jouant sur leur variété ». L'Inpes chiffre ce « suffisamment » à 3 ou 4 laitages par jour.

Que valent ces recommandations ? Sur quel type de preuves sont-elles fondées ? Peut-on raisonnablement encourager les parents à donner plus de laitages à leurs enfants dans l'espoir de les aider à construire des os plus solides ?

C'est ce qu'ont voulu savoir Amy Joy Lanou, Susan Berkow et Neal Barnard qui appartiennent à une association de médecins américains, le *Physicians Committee for Responsible Medicine* (Washington, DC).

En août 2005, soit cinq ans après Heaney, Weinsier et Krumdiek, ils ont publié dans le journal de référence *Pediatrics* une troisième méta-analyse sur le calcium et les produits laitiers en s'intéressant exclusivement aux os des enfants, des adolescents et des jeunes adultes, c'est-à-dire à la période qui va de 1 à 25 ans.

Pour ce travail, ils ont recensé 58 études mais ait surtout accordé de l'importance à celles qui étaient correctement conduites. Résultats : sur les 37 études de ce type qui s'intéressaient au calcium laitier ou alimentaire, 27 n'ont trouvé aucune relation entre la consommation de laitages ou de calcium alimentaire et la santé de l'os. Parmi les études restantes, 9 ont enregistré un effet positif très modeste et variable qui pouvait dans certains cas être dû à la vitamine D. Les auteurs concluent ainsi : « *Nous n'avons trouvé aucune preuve pour soutenir l'idée que le lait est la meilleure source de calcium. (…) A l'heure actuelle les recommandations nutritionnelles qui visent à augmenter la consommation de lait et d'autres laitages pour favoriser la minéralisation des os des enfants et des adolescents ne reposent pas sur des preuves scientifiques.* » [19]

Cela a le mérite d'être clair.

Conclusion qui peut surprendre plus d'une maman : les diktats des agences gouvernementales et des nutritionnistes sur les « 3 à 4 laitages » qu'il faudrait absolument consommer pendant l'enfance et l'adolescence ne reposent pas vraiment sur de la science !

En l'absence de preuves indéniables de l'intérêt des laitages, les autorités sanitaires prennent une sacrée responsabilité lorsqu'elles conseillent d'en consommer trois ou quatre par jour. Au mieux, les laitages sont sans effet et le seul coût pour les ménages sera financier : ils auront fait grossir les bénéfices des multinationales de l'agro-business laitier.

Au pire… Mais le pire est-il seulement envisageable ?

L'ÉTUDE DE L'ORGANISATION MONDIALE DE LA SANTÉ DONT VOUS N'AVEZ JAMAIS ENTENDU PARLER

Des chercheurs britanniques affiliés à l'OMS étaient persuadés que les personnes qui consomment le moins de lait ont plus de risque de fracture osseuse. Ils voulaient simplement quantifier ce risque. Pour ce faire, ils ont interrogé près de 40 000 hommes et femmes sur leur consommation de lait. Ils ont ensuite associé leurs réponses au risque de fracture ostéoporotique. Et là, surprise : il n'y avait aucune différence dans le risque de fracture entre les amateurs de lait et ceux qui n'en boivent pas ou qui en boivent peu. L'étude a été publiée en 2005. [20] Depuis, ces chercheurs sont perplexes. Et les experts du ministère de la Santé ont jugé préférable de ne pas en ébruiter les résultats.

ET SI C'ÉTAIT RISQUÉ ?

Pour des raisons culturelles et climatiques, la consommation de laitages varie considérablement d'une région du monde à l'autre. L'Afrique et l'Asie, qui à quelques exceptions près (Peuls et Masaï en Afrique, Mongols en Asie) n'ont pas de tradition d'élevage, consomment très peu de calcium laitier et peu de calcium tout court. Ainsi, en Gambie, la population reçoit en moyenne 300 à 400 mg de calcium par jour ; dans le district chinois de Shenyang, la consommation moyenne va de 400 à 600 mg par jour.[21] Ce calcium est essentiellement apporté par les fruits et légumes.

Dans les pays dits occidentaux d'Europe de l'ouest, d'Amérique du Nord, en Australie et en Nouvelle-Zélande au contraire, la tradition de l'élevage est ancienne et la consommation de laitages n'a cessé de progresser ces dernières décennies. En Grande-Bretagne, un homme consomme à peu près 1000 mg de calcium par jour et une femme près de 780 mg dont plus de la moitié est fourni par les laitages.

En France, selon les données issues en 1998 de l'étude SU.VI.MAX, un homme adulte en consommait 974 mg/j et une femme 846 mg/j. Ces valeurs sont globalement confirmées par d'autres enquêtes (Baromètre santé nutrition de 2002 et INCA de 1998-99). Selon ces enquêtes justement, la proportion de ceux qui consomment au moins 3 laitages par jour va de 13 à 30 % chez l'homme et de 15 à 32 % chez la femme. Les responsables de la santé publique sont des esprits chagrins : ils trouvent ces valeurs affligeantes. « *Les moyennes de fréquence de consommation de produits laitiers restent globalement faibles* », se lamentent en choeur l'Afssa et l'Inpes dans un document de 2004. Mais en réalité les Françaises et les Français consomment déjà en moyenne 2,1 à 2,8 produits laitiers par jour, ce qui est beaucoup. Après 55 ans, plus d'une Française sur trois avale au moins 3 laitages par jour dans l'espoir d'échapper à l'ostéoporose.

Si les laitages protègent de l'ostéoporose, comme le prétendent en choeur le ministère de la Santé, les nutritionnistes et l'industrie laitière, nos mamies devraient gambader joyeusement tandis qu'une épidémie de fractures du col du fémur, des vertèbres et du poignet devrait au contraire décimer l'Asie et l'Afrique. C'est exactement le contraire qui se passe, comme je l'ai exposé dans *Santé, mensonges et propagande*.

Dans les pays où la consommation de calcium, et notamment celle de calcium laitier, est la plus élevée (ces pays étant aussi de gros consommateurs de protéines animales), l'ostéoporose fait des ravages. A l'inverse, les populations qui consomment peu de laitages sont épargnées par cette maladie.

L'Organisation mondiale de la santé a d'ailleurs clairement identifié ce paradoxe en 2002.[22]

Voici quelques exemples de ce « paradoxe du calcium » que je verse au dossier, non pas comme preuve formelle de l'inefficacité des laitages pour prévenir l'ostéoporose, mais comme pièce à conviction.

LES OS DES SUÉDOISES

C'est en Suède, en Norvège, aux États-Unis, en Allemagne, en Irlande, au Royaume-Uni, en Finlande, en Australie et en Nouvelle-Zélande que l'on consomme le plus de lait par personne et par an. C'est aussi dans ces pays que le nombre annuel de fractures du col du fémur (pour un âge donné) est le plus élevé. Les Suédois détiennent deux records mondiaux : celui de la consommation de laitages et celui des fractures du col du fémur.

Les Australiens, les Néo-Zélandais, les Américains avalent trois fois plus de lait que les Japonais. L'incidence des fractures du col du fémur est dans ces pays deux fois et demie à trois fois plus élevée qu'au Japon. [23] Aux Etats-Unis, l'ostéoporose ne touche pas toute la

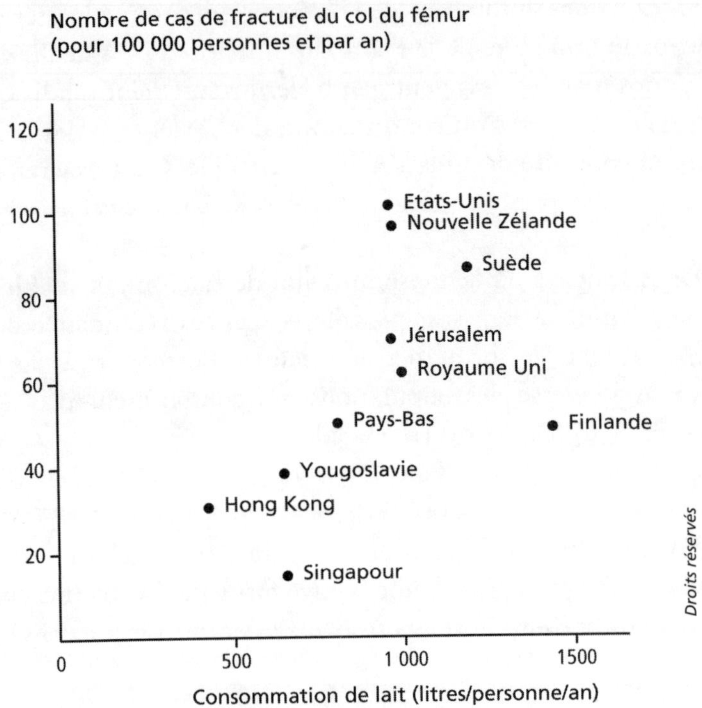

Incidence des fractures du col du fémur en fonction de la consommation de lait d'après T. Colin Campbell : The China Study. *BenBella Books (Dallas), 2005.*

population de manière uniforme. Les Mexicains-Américains et les Afro-Américains, qui consomment moins de laitages que les Blancs ont deux fois moins de fractures du col du fémur. [24, 25]

En Chine continentale où malgré l'offensive de l'agro-business laitier, on consomme encore très peu de lait (autour de 10 kg par personne et par an), la fréquence des fractures du col du fémur est l'une des plus faibles au monde, 5 à 6 fois plus basse qu'aux Etats-Unis où chaque Américain avale plus de 250 kg de lait par an. Au Togo, l'ostéoporose est extrêmement rare : on y consomme annuellement moins de 10 kg de lait par personne. [26] Au Cambodge, au Laos, au Libéria, en République démocratique du Congo, en Nouvelle-Guinée, la consommation annuelle de lait par personne ne dépasse pas 5 kg : l'ostéoporose y est considérée comme une « non-épidémie ». [27]

Pour résumer, ces études de populations nous transmettent un message clair et simple : moins on consomme de lait et de protéines animales, plus on a des os en bonne santé. Au Nigéria où l'on boit très peu de lait, le ratio entre protéines animales et protéines végétales est dix fois plus faible que celui relevé en Allemagne. L'incidence de fractures du col du fémur y est plus basse de 99 % ! [28]

Beaucoup de gens, notamment des médecins, des diététiciens, sont gênés par ce paradoxe, soit parce qu'ils ont des liens étroits avec l'industrie laitière (c'est la minorité), soit parce qu'en toute bonne foi ils ont cru pendant des années ce que leur racontait la publicité laitière et leur ministère de la Santé, et qu'ils ont logiquement conseillé à leurs patientes de boire plus de lait ou de manger plus de yaourts. Depuis que *Santé, mensonges et propagande* a généré le débat que l'on sait, des médecins et des nutritionnistes se sont employés dans des conférences (payées par l'industrie), des articles de presse, des articles scientifiques et même des forums sur Internet, non pas à réfuter le « paradoxe du calcium », car c'est impossible, mais à le justifier ce qui constitue déjà un aveu de taille, à savoir que les laitages sont absolument inefficaces contre l'ostéoporose.

COMMENT DÉDOUANER LES LAITAGES

Sur Internet, plusieurs médecins, faisant référence au chapitre sur les laitages de *Santé, mensonges et propagande*, ont doctement expliqué dans les forums qu'il est normal qu'on ait en Europe plus d'ostéoporose car on y vit plus longtemps qu'ailleurs. Argument pathétique, dans la mesure où les taux de l'Organisation mondiale de la santé sont rapportés à chaque tranche d'âge pour pouvoir être comparés. De surcroît, on ne vit pas plus longtemps en France qu'au Japon ou à Okinawa, régions peu ou pas laitières !

Un autre médecin a expliqué dans une conférence payée par l'agro-business laitier que si les Scandinaves ont les records du monde d'ostéoporose c'est parce qu'ils manquent de vitamine D, un nutriment important pour la santé des os. Bien. Mais alors comment expliquer les taux très élevés d'ostéoporose en Australie, un pays où le soleil inonde ses habitants à longueur d'année ? L'un des traits qu'ont en commun les Scandinaves et les Australiens, c'est… la forte consommation de laitages.

Un ami de Nestlé, que j'aime bien, m'a gentiment rétorqué que si les Scandinaves ont plus de fractures c'est parce qu'ils sont plus grands : les os plus longs seraient plus fragiles, CQFD. Soit. Mais pourquoi sont-ils si grands ? A cause de leur consommation massive et historique de laitages !

En Asie, l'ostéoporose est 5 fois moins fréquente qu'aux Etats-Unis et en Europe. Pourtant, les Asiatiques devraient, comme les Scandinaves être perclus d'ostéoporose. En effet, non seulement leur densité osseuse est plus basse que celle des personnes de souche européenne – un facteur de risque reconnu - mais en plus ils consomment peu de calcium. Pourquoi sont-ils bien moins touchés par l'ostéoporose que les Scandinaves ? On en revient aux laitages. Mais chez Nestlé, on me rétorque que… les femmes asiatiques ont moins de fractures parce que le col de leur fémur est plus court. Tout est bon pour éviter de regarder la réalité en face : une fois c'est les gènes, une autre fois la longueur des os, une autre fois encore la vitamine D, demain ce sera parce que les sangliers ont mangé des cochonneries.

J'entends bien la ligne de défense de l'agro-business laitier : on ne peut pas comparer des populations qui ne sont pas comparables au moins génétiquement et dans la plupart des facettes de leur mode de vie. C'est un argument que j'accepte. C'est pourquoi avec ce livre je verse de nouvelles pièces à un dossier déjà accablant.

L'exemple de populations en tous points comparables au plan génétique, qui n'ont pas la même santé osseuse alors qu'elles partagent le même mode de vie – à quelques exceptions près, dont la consommation de laitages.

LES DEUX CHINES

La Chine, on l'a vu, connaît des taux extrêmement bas de fractures du col du fémur. A la fin des années 1990 par exemple, on comptait à Pékin environ 87 cas de fractures du col du fémur pour 100 000 personnes chez la femme (ajustés à l'âge). A titre de comparaison on recensait à l'époque chez les Blancs américains 510 à 559 cas pour 100 000.

Mais le plus intéressant réside dans les statistiques de Hong-Kong, à l'époque possession britannique. En 1985, soit 10 ans plus tôt, les fractures du col du fémur y affectaient 353 femmes sur 100 000, c'est-à-dire 4 fois plus qu'en Chine continentale. D'où vient cette différence ?

Les Chinois de Hong-Kong et ceux de Jiangmen, dans la province de Guangdong en Chine continentale sont issus de la même ethnie, ils partagent donc les mêmes gènes. Ils partagent aussi certaines habitudes alimentaires, comme la consommation de légumes locaux et celle de soja. Mais les Chinois de Hong-Kong consomment plus de calories et surtout plus de protéines animales – viande et laitages – que leurs cousins du continent. Les statistiques sont éloquentes : alors qu'il y a en Chine continentale 1,3 milliard d'habitants et seulement 6,8 millions à Hong Kong, les Etats-Unis ont exporté en 1999, 17 millions de dollars de laitages en Chine continentale et 43 millions de dollars pour la seule Hong-Kong.

Selon une étude de 1995 qui portait sur deux groupes d'enfants âgés de sept ans en moyenne, l'un de Hong-Kong, l'autre de Jiangmen, les premiers recevaient près de 700 mg de calcium par jour et par personne, à comparer aux 380 mg pour les seconds. La différence est essentiellement liée aux laitages.[29] Au contraire des petits Chinois du continent, les enfants de Hong-Kong sont nourris après le sevrage avec des formules lactées et la consommation de lait et laitages se poursuit pendant l'enfance et l'adolescence si bien qu'à l'âge de 5 ans, 90 % des enfants de Hong-Kong consomment du lait régulièrement ; à 7 ans, ils sont encore 75 % à le faire.[30] En quelques décennies, le lait qui était quasi-inconnu des Chinois est devenu une institution du petit déjeuner de Hong-Kong ; il rythme aussi les autres repas et collations.

L'épidémie d'ostéoporose qui affecte Hong-Kong alors qu'elle a jusqu'ici épargné la Chine continentale ne peut pas s'expliquer par des différences génétiques, de longueur du col du fémur, de position du centre de gravité ou de niveau de vitamine D. Elle est étroitement liée à l'adoption d'une alimentation occidentalisée qui est caractérisée par la montée des laitages, des viandes, du sel et des boissons sucrées. Nous verrons plus loin comment ce cocktail affecte la santé des os.

S'il fallait d'autres exemples que les gènes n'ont pas grand-chose à voir dans l'épidémie d'ostéoporose qui touche les pays occidentaux et les populations qui s'occidentalisent, les voici.

Les femmes d'origine asiatique qui vivent aux Etats-Unis consomment plus de protéines animales et de laitages que leurs parents restés en Asie. Elles ont aussi des taux d'ostéoporose bien supérieurs.[31]

En Grèce, la consommation de lait a doublé entre 1961 et 1977 et a encore progressé depuis. Des chercheurs ont mesuré l'évolution de l'incidence des fractures du col du fémur (ajustée à l'âge) entre 1977 et 1992. Si le lait protège les os, la Grèce aurait dû enregistrer moins de factures. Elles ont pratiquement doublé.[32]

Dans tous les pays où les laitages se sont durablement implantés dans le paysage alimentaire, l'ostéoporose prend des allures d'épidémie. Et plus elle progresse plus on encourage la population à boire du lait, manger des yaourts et des fromages. Cette stratégie est inefficace. On peut même craindre qu'elle nourrisse l'épidémie d'ostéoporose. « Impensable ! » diront les nutritionnistes et les ministères de la Santé. Lisez ce qui suit.

POURQUOI VOUS RISQUEZ D'AVOIR LES OS MOINS SOLIDES EN BUVANT PLUS DE LAIT :

UNE EXPLICATION À L'ÉPIDÉMIE D'OSTÉOPOROSE

> Il serait assez embarrassant que l'engouement actuel pour le calcium se révèle inutile. Mais ce sera infiniment pire si ces recommandations nuisent à la santé.
>
> PR MARK HEGSTED,
> UNIVERSITÉ DE HARVARD

ET SI UNE VIE DE LAITAGES ÉTAIT LE PLUS SÛR MOYEN de ne pas faire de vieux os ? C'est l'hypothèse paradoxale et stupéfiante avancée pour la première fois dans ce livre. Mais avant de la développer, faisons connaissance avec l'un des meilleurs spécialistes du calcium.

A première vue, le Pr Mark Hegsted ne se distingue pas des éminents nutritionnistes qui nous conseillent les laitages du berceau au catafalque. Lui aussi pense qu'il y a un problème d'apport en calcium dans les pays développés. Mark Hegsted a participé à la création du professorat de nutrition de l'Ecole de santé publique de Harvard. Il a reçu à ce titre de nombreuses distinctions académiques. Le Pr Hegsted est aussi un chercheur. Il fut le principal architecte des premières recommandations nutritionnelles pour les Américains en 1980, mais son principal thème de recherche, pendant toute sa carrière, fut le calcium. Il a étudié la biologie du calcium à partir des années 1950 et jusqu'à sa retraite à la fin des années 1980. Autant dire que c'est l'un des meilleurs spécialistes mondiaux du calcium.

Mais quand le Pr Hegsted dit qu'il y a un problème d'apport en calcium dans nos pays, ce n'est pas parce que l'on n'en consomme pas suffisamment, comme on l'entend partout. Non, le Pr Hegsted pense qu'on avale trop de calcium.

Selon lui, si l'on consomme trop de calcium trop longtemps, le corps perd sa capacité à contrôler le métabolisme du calcium. Normalement, l'organisme utilise la forme active de la vitamine D, le calcitriol pour régler le volume de ce qu'il absorbe à partir des aliments et de ce qu'il élimine.

Lorsque l'alimentation apporte peu de calcium, le calcitriol aide à le retenir et réduit son élimination.

A l'inverse, lorsqu'il y a beaucoup de calcium dans l'alimentation, le corps n'en retient qu'une petite partie et élimine l'excès. C'est la raison pour laquelle en Asie ou en Afrique, les populations qui consomment peu de calcium en retiennent malgré tout suffisamment pour se mettre à l'abri des maladies osseuses. C'est aussi la raison pour laquelle les personnes qui reçoivent beaucoup de calcium ne développent pas une ossature de diplodocus. Mais avec le temps, pense Hegsted, l'excès de calcium peut perturber définitivement ce mécanisme ; c'est alors, explique-t-il, que l'on perd la capacité à utiliser efficacement le calcium alimentaire et à le conserver dans les os lorsqu'on est âgé.

L'idée que l'organisme, lorsqu'il est soumis à un abus peut perdre le contrôle d'un mécanisme au réglage très délicat est un phénomène bien connu en biologie et qui donne du poids à l'hypothèse de Mark Hegsted. Sa théorie pourrait expliquer pourquoi les populations qui ont consommé le plus de calcium toute leur vie durant finissent souvent percluses d'ostéoporose.

Toutefois il existe une autre hypothèse. Elle est exposée pour la première fois dans ce livre.

POURQUOI LES PAYS BUVEURS DE LAIT ONT PLUS DE FRACTURES

L'idée que je vais développer ici peut être résumée ainsi : la consommation tout au long de la vie durant de quantités massives de calcium laitier est une anomalie dans l'histoire de l'évolution, comme le soulignent des centaines de chercheurs en nutrition et en paléoanthropologie. C'est aussi une insulte aux équilibres métaboliques et biologiques pour lesquels nous sommes génétiquement faits. Cet afflux de calcium laitier épuise en quelques décennies la capacité de l'os à se renouveler. Voilà comment une vie de laitages peut conduire à l'ostéoporose.[33]

De nombreux chercheurs ont déjà dit leur malaise face à l'utilisation de la mesure de la densité osseuse (BMD pour *bone mineral density*) comme marqueur de la santé des os. La théorie veut que plus les os d'une femme sont denses, plus le risque d'ostéoporose est faible. La bonne manière faite aux laitages par les nutritionnistes vient de ce qu'ils augmentent la densité des os.

En réalité, à l'échelon d'une population, la BMD n'est pas forcément un signe de bonne santé osseuse. Les Japonaises ont une BMD plus basse que les Européennes, mais les fractures du col du fémur sont moins fréquentes au Japon qu'en Europe.[34] Cette différence n'est pas due à des facteurs génétiques, puisque les

Japonaises nées aux Etats-Unis ont une densité osseuse équivalente à celle des Américaines.[35]

Les Chinoises ont aussi une densité osseuse plus faible que les Européennes ou que les Américaines et moins de fractures du col du fémur.[36] Là encore cette différence n'est pas génétique puisque les Chinoises qui sont venues s'installer 12 ans plus tôt dans un pays européen ont la même densité osseuse que les habitantes de ce pays. C'est-à-dire que l'environnement nutritionnel fait s'élever la densité osseuse de ces femmes immigrées.[37]

Les Gambiennes, on l'a vu, ont des os moins denses que les Britanniques. Mais lorsqu'elles émigrent en Grande-Bretagne, leur densité osseuse rejoint celle des autochtones.[38]

La question qui vient immédiatement à l'esprit est la suivante : a-t-on des os plus solides après 50 ans, est-on à l'abri de l'ostéoporose lorsque sa vie durant on a conservé une densité osseuse faible ou modérée ? Ou, si vous voulez, ***une densité minérale osseuse élevée tout au long de la vie augmente-t-elle paradoxalement le risque de fracture après 50 ans ?***

DANS L'INTIMITÉ DE L'OS

Pour apporter une réponse à cette question provocante, il faut pénétrer dans l'intimité de l'os. Contrairement à ce que l'on peut penser spontanément, l'os est un organe dynamique, en régénération permanente : du vieil os est périodiquement détruit et éliminé tandis que du nouveau matériau osseux est fabriqué sur le même site. Ce processus, qu'on appelle remodelage, fait que le squelette d'un adulte est complètement régénéré tous les 10 ans. On ne sait pas très bien pourquoi de l'os ancien est ainsi remplacé. On pense que le remodelage sert à réparer les dégâts liés à l'usure et aux stress supportés par l'os et à prévenir son vieillissement. Le but du remodelage est donc essentiellement d'empêcher qu'un matériau osseux trop vieux s'accumule dans le squelette.

L'élimination du tissu osseux (ce qu'on appelle la résorption) est une tâche qui revient à des cellules très spécialisées, les **ostéoclastes**. La formation d'os neuf est du ressort d'une autre catégorie de cellules, les **ostéoblastes**.

L'élimination du vieux tissu osseux et la formation du nouveau ne sont pas des processus distincts. Dans l'os, ostéoblastes et ostéoclastes appartiennent à une structure commune temporaire, qu'on appelle l'unité multicellulaire basique ou BMU (pour *basic multicellular unit*). Imaginez le BMU comme un véhicule de 1 à 2 mm de long et de 0,2 à 0,4 mm de large avec à l'avant une équipe d'ostéoclastes et à l'arrière une équipe d'ostéoblastes. Chaque année, nous faisons fonctionner 3 à 4 millions de BMU et, au moment même où vous lisez ces lignes, environ 1 million d'entre eux opèrent sur vos os.

Le BMU se déplace vers une région de l'os qui doit être remplacée. Selon la nature de l'os il creuse un tunnel ou une tranchée à cet endroit grâce aux ostéoclastes qui adhèrent au tissu osseux et l'éliminent par acidification et digestion. Puis le BMU avance, libérant le site pour les ostéoblastes situés à l'arrière qui entrent dans la cavité et la meublent en sécrétant des protéines qui constituent la matrice osseuse sur laquelle le calcium se dépose.

Mais il y a un hic : les deux tiers des ostéoblastes qui s'assemblent à un site de remodelage osseux meurent. Le reste est incorporé à la surface de l'os sous la forme de cellules ou de protéines.

Les ostéoclastes meurent aussi et sont éliminés par des cellules du système immunitaire.

Cette mort cellulaire programmée est caractéristique des tissus qui se régénèrent.

Lorsqu'on fait les comptes, on s'aperçoit qu'un ostéoblaste vit 3 mois en moyenne, un ostéoclaste 2 semaines. Le BMU, lui, a une durée de vie de 6 à 9 mois.

Cette différence dans les durées de vie a une traduction

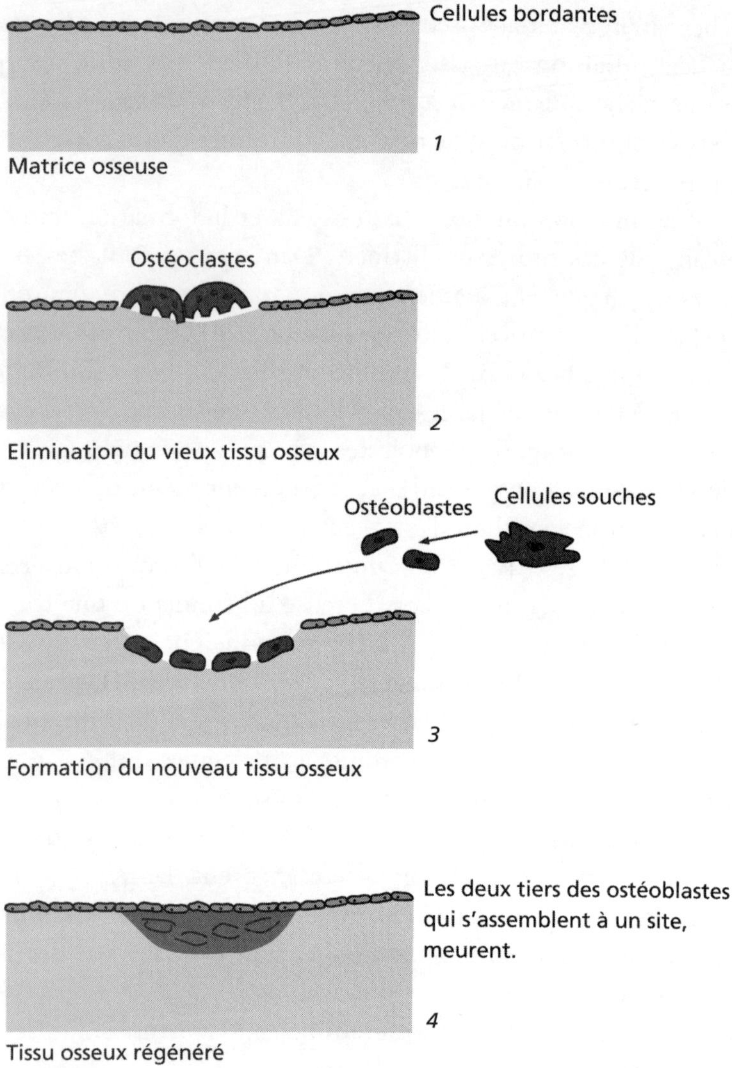

La matrice osseuse, recouverte en surface de cellules bordantes (1), se renouvelle en permanence. Le vieux tissu osseux est éliminé par les ostéoclastes (2). Puis les ostéoblastes colonisent la lacune (3) et la comblent (4). Durant cette dernière phase, les deux tiers des ostéoblastes restent enfermés dans la matrice nouvellement formée.

logique : pour que le BMU fasse correctement son travail de remodelage, il doit être approvisionné en permanence par de nouveaux ostéoclastes et surtout par de nouveaux ostéoblastes.

PLUS LE REMODELAGE DE L'OS EST IMPORTANT, PLUS IL FAUT APPORTER D'OSTÉOBLASTES

D'où viennent ces ostéoblastes ? Les ostéoblastes ne se reproduisent pas, ou peu. Ils sont « fabriqués » par des cellules souches de la moelle osseuse qu'on appelle CFU-OB (*colony forming unit osteoblasts*). Et voici le point central de la démonstration : la capacité de renouvellement de nos cellules souches CFU-OB, les précurseurs des ostéoblastes, est limitée. [39] Cela signifie que ces cellules ne peuvent pas indéfiniment approvisionner l'os en ostéoblastes. Leur stock finit par se tarir.[40] L'ostéoporose liée à l'âge apparaît parce qu'il n'y a plus assez d'ostéoblastes !

La conclusion est évidente : si le remodelage osseux est stimulé à l'excès dans les premières décennies de la vie, il ne reste plus assez d'ostéoblastes dans la deuxième partie de l'existence pour assurer le renouvellement de l'os. Des trous apparaissent aux endroits où les ostéoblastes auraient dû intervenir. C'est l'ostéoporose.

CE QUI SE PASSE QUAND VOUS CONSOMMEZ BEAUCOUP DE CALCIUM LAITIER

Le moment est venu de nous intéresser aux événements qui occupent l'os lorsqu'on consomme dès l'enfance de grandes quantités de calcium laitier – les 3 à 4 laitages conseillés par les nutritionnistes.

Les laitages apportent de grandes quantités de calcium. Or la concentration de calcium accélère la formation des ostéoblastes : plus il y a de calcium à l'extérieur des cellules, plus le nombre d'ostéoblastes augmente. [41, 42, 43] Il est intéressant de noter que ce même calcium qui stimule la production d'ostéoblastes à l'origine du tissu osseux, stimule aussi les ostéoclastes qui éliminent le tissu osseux. Donc les aliments riches en calcium accélèrent le processus de remodelage osseux.

Les laitages contiennent un autre facteur important de prolifération des ostéoblastes, une substance appelée IGF-1 (pour *insulin-like growth factor-1*). L'IGF-1 est un moteur de la croissance et de la réplication de toutes les cellules. Non seulement les laitages apportent de l'IGF-1, mais ils élèvent indirectement le taux d'IGF-1 dans le plasma. L'IGF-1 augmente fortement le remodelage osseux et stimule les ostéoblastes. [44]

La plupart des laitages sont acidifiants. Les aliments acidifiants stimulent les ostéoclastes et la destruction du tissu osseux parce que le carbonate de calcium des os est utilisé par l'organisme pour « tamponner » l'excès d'acide. Mais en stimulant l'activité des ostéoclastes, les aliments acidifiants augmentent aussi secondairement celle des ostéoblastes, par effet de couple qui lie mécaniquement la formation osseuse à sa résorption. Donc les aliments acidifiants favorisent le remodelage osseux.

Il apparaît très clairement que les laitages sont les aliments les plus puissants pour activer le remodelage osseux. Consommés dès le plus jeune âge, ils adressent aux cellules souches de l'enfant le signal de proliférer pour donner naissance à des ostéoblastes. Si la consommation de laitages se poursuit à l'âge adulte, les mêmes signaux ont les mêmes effets : prolifération d'ostéoblastes et augmentation de la densité minérale osseuse, celle-là même qu'on observe dans les populations qui consomment de grandes quantités de laitages.

Tout serait parfait si nos gènes avaient été habitués à une telle stimulation. Ils ne le sont pas. Nos gènes sont vieux de sept millions d'années alors que les laitages sont apparus il y a moins de dix mille ans. Nos ancêtres ne consommaient pas de grandes quantités d'aliments acidifiants apportant du calcium et de l'IGF-1. Nos cellules souches, les CFU-OB qui donnent naissance aux ostéoblastes, ne sont pas conçues pour s'accommoder à une telle stimulation.

Tout maintenant se met en place. En consommant de grandes quantités de laitages tout au long de la vie, on acquiert une densité osseuse élevée dans la première partie de l'existence, mais c'est probablement au prix d'un épuisement du stock limité des ostéoblastes bien avant l'heure. Ceux-ci viennent à manquer dans la deuxième partie de la vie. Ils laissent les ostéoclastes seuls à l'œuvre et à leur processus de destruction.[45] C'est l'ostéoporose liée à l'âge, la plus sérieuse car elle est responsable de la majorité des fractures du col du fémur. Pour prendre une métaphore sportive, surconsommer des laitages dès l'enfance c'est un peu comme si, en vous alignant sur un marathon, vous démarriez en sprintant. Certes vous seriez en tête au premier kilomètre, mais vous arriveriez probablement dans les derniers à l'arrivée.

Si cette hypothèse se confirme, les messages actuels qui visent à surconsommer les laitages dès l'enfance pour « favoriser un pic minéral osseux » vers l'âge de trente ans sont fondés sur une terrible méprise. En réalité, il ne serait pas souhaitable de chercher, comme le recommandent les médecins, à acquérir ce pic de masse osseuse à grands coups de laitages. Agir ainsi, ce serait prendre le risque d'avoir des os poreux à la fin de sa vie comme c'est le cas dans tous les pays surconsommateurs de laitages.

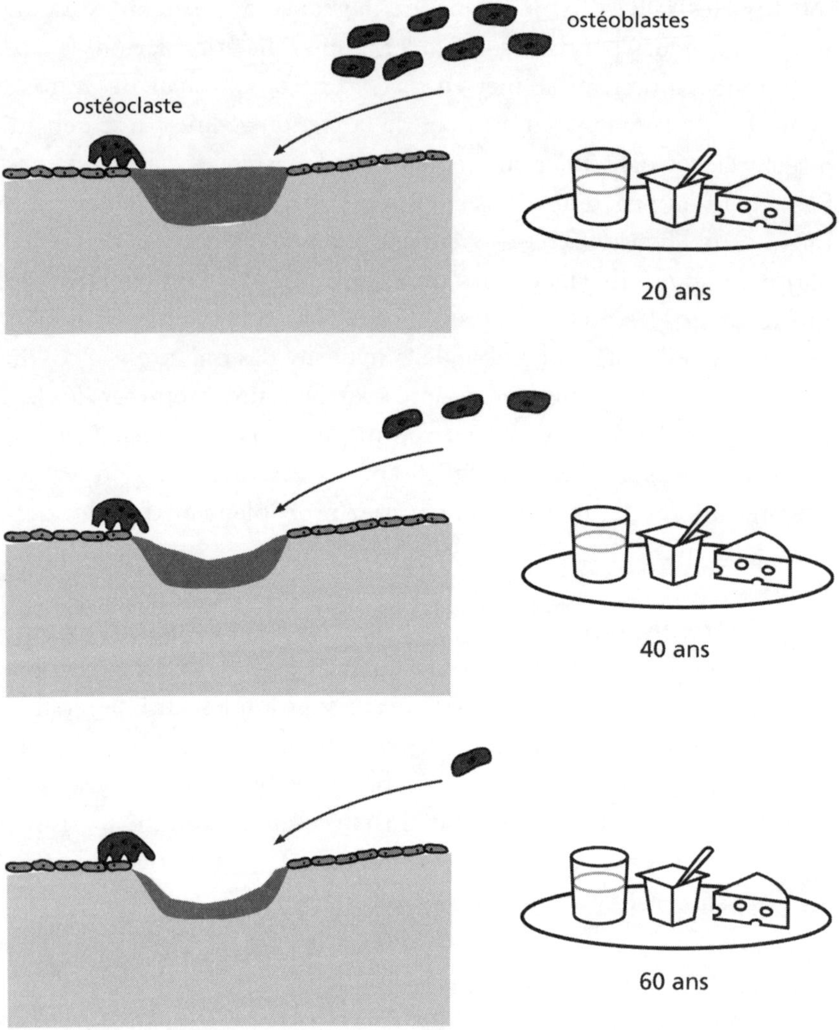

La consommation de grandes quantités de laitages tout au long de la vie stimule le remodelage osseux au prix d'un épuisement du stock d'ostéoblastes bien avant l'heure.

DU CÔTÉ DES FEMMES : L'OSTÉOPOROSE DE LA MÉNOPAUSE

Dès les premières années de leur vie, les filles nées dans un pays occidental consomment de grandes quantités de laitages, une source majeure de graisses animales saturées. Ces laitages conduisent à des niveaux élevés d'hormones femelles – estrogènes et progestérone – pour plusieurs raisons. D'abord parce que les laitages renferment eux-mêmes des doses conséquentes de ces hormones puisque les vaches, pour produire du lait, sont grosses pratiquement en permanence et qu'elles continuent de fournir du lait dans la deuxième moitié de leur gestation, au moment où les niveaux d'hormones femelles sont les plus élevés. Ces hormones femelles se retrouvent dans le lait et s'ajoutent aux hormones produites par le corps. Ensuite, parce que les graisses saturées des laitages « poussent » la production naturelle d'hormones sexuelles.[46]

T. Colin Campbell a ainsi observé que les Chinoises, qui ne boivent pas de lait et consomment peu de graisses saturées, ont un tiers d'estrogènes en moins dans le sang que les Américaines (lire encadré).

Cependant, les estrogènes ont des effets positifs sur l'os, non pas parce qu'ils stimulent les ostéoblastes mais au contraire parce qu'ils freinent leur synthèse et allongent leur durée de vie et qu'ils inhibent les ostéoclastes responsables de la destruction de l'os.[47] Donc, grâce à des taux élevés d'estrogènes, les femmes des pays occidentaux limitent quelque peu la sur-stimulation exercée par les laitages sur le remodelage osseux au moins jusqu'à la cinquantaine. Mais ceci n'est vrai que pendant les phases du cycle où les taux d'estrogènes sont élevés, c'est-à-dire pendant une vingtaine de jours par mois. Avant et après les règles les taux d'estradiol sont bas et ils s'accompagnent d'une perte osseuse marquée.

A la ménopause, comme on le sait, les niveaux des hormones femelles chutent – dans le cas des Américaines, plus rapidement et plus bas que chez les Chinoises. « *C'est alors qu'elles sont vulnérables* », dit T. Colin Campbell. En effet, la chute brutale des estrogènes s'accompagne d'une augmentation des ostéoblastes et de leur activité, mais aussi de l'activité des ostéoclastes : ce remodelage frénétique achève d'épuiser la source, déjà bien entamée, des cellules formatrices de l'os.

Une étude a comparé la densité osseuse des Japonaises et des Anglaises. Les Japonaises se procurent des quantités modérées de calcium en mangeant du soja, des légumes et des petits poissons, alors que plus de 40 % du calcium massivement consommé en Grande-Bretagne vient des laitages. Par rapport aux Anglaises les Japonaises ont 60 % de fractures du col du fémur en moins.

Avant la ménopause les Anglaises ont des os plus denses que les Japonaises. Mais après la ménopause leurs os perdent leur densité plus vite que ceux des Japonaises.

L'alimentation lactée serait donc à la fois responsable de l'ostéoporose de type 1, celle de la ménopause, et de l'ostéoporose de type 2, celle qui est liée à l'âge.

OSTÉOPOROSE, CANCER DU SEIN ET PUBERTÉ : Y A-T-IL UN LIEN ?

Les pays où l'on consomme le plus de laitages, de protéines et de graisses animales sont les plus touchés par l'ostéoporose et par une autre maladie de civilisation, le cancer du sein. Dans ces pays, l'âge de la puberté ne cesse de diminuer chez les filles. Aux Etats-Unis, certaines filles sont maintenant réglées à 10 ans, alors qu'en Chine rurale (où l'on ne consomme pas de lait), la menstruation intervient rarement avant l'âge de 15 ans. Or les études montrent que plus les filles sont réglées tôt, plus leur risque de cancer du sein s'élève. T. Colin Campbell pense que tous ces événements sont liés : le fait qu'on boit peu de lait en Chine pourrait expliquer pourquoi les Chinoises ont moins d'ostéoporose, moins de cancer du sein et pourquoi la puberté y est moins précoce qu'en Occident. « *Ceci suggère que les facteurs à l'origine de l'ostéoporose sont similaires à ceux qui provoquent le cancer du sein* », dit-il. Il est vrai que de nombreuses études ont montré que les femmes qui ont une densité osseuse élevée avant la ménopause ont un risque plus élevé de cancer du sein.[48] Cependant, les études épidémiologiques publiées à ce jour n'ont pas établi de manière convaincante que les femmes qui consomment de grandes quantités de laitages sont plus victimes que les autres du cancer du sein.

L'ÉPIDÉMIE SILENCIEUSE QUI TOUCHE 5 MILLIONS DE FRANÇAIS

Le lait est l'aliment le plus complet qui existe. C'est l'aliment vital par excellence.

CENTRE INTERPROFESSIONNEL D'INFORMATION ET DE DOCUMENTATION LAITIÈRES (CIDIL), PARIS

LA MAJORITÉ DES HABITANTS DE LA PLANÈTE – environ 75 % – n'est pas capable de digérer le sucre du lait qu'on appelle lactose. Lorsqu'il n'est pas transformé dans le tube digestif le lactose provoque des douleurs intestinales et des diarrhées, un phénomène observé expérimentalement chez le chien dès 1860.

Mais comment font les bébés pour digérer le lait maternel ? Les bébés de toutes les espèces de mammifères le digèrent sans souffrances parce qu'ils fabriquent une enzyme, appelée lactase, qui transforme le lactose en deux sucres acceptés par l'organisme : le galactose et le glucose.

Après la petite enfance l'activité de cette enzyme chute chez la plupart de nos congénères et la digestion du lait devient pour eux problématique sinon impossible. La raison pour laquelle la lactase est éphémère nous ramène à l'histoire de l'évolution humaine : pendant sept millions d'années, et jusqu'à l'apparition de l'élevage il y a un peu moins de dix mille ans, il a été impossible de consommer le moindre lait de mammifère après le sevrage qui intervenait entre deux et quatre ans. Les troubles digestifs qui apparaissent lorsqu'on consomme du lait sont un héritage qui nous vient du fond des âges.

La chute de l'activité de la lactase ne concerne pas seulement l'homme, elle est la norme chez tous les mammifères. Les singes, le gorille, le rat, la souris, le chien, le cochon, le lapin ont tous été étudiés et le diagnostic est identique à celui posé pour l'espèce humaine : à l'âge adulte l'activité de la lactase est réduite de 90 %. Donc ne pas digérer le lait n'est ni une maladie, ni une anomalie qu'il faudrait corriger – contrairement à ce que voudrait vous faire croire la publicité – mais plutôt la règle chez les mammifères et dans l'espèce humaine. En réalité, aucun mammifère adulte – pas même le bœuf – n'est capable de digérer correctement le lait de vache, à l'exception de quelques groupes minoritaires de population humaine : les Blancs originaires d'Europe du Nord et les tribus nomades qui pratiquent l'élevage depuis quelques milliers d'années.

« COMMENT ? VOUS NE DIGÉREZ PAS LE LAIT ? MAIS CE N'EST PAS NORMAL ! »

Les médecins sont les premiers responsables de l'idée (fausse) selon laquelle il serait anormal pour un adulte de ne pas digérer le lait. En effet, pour parler de la baisse d'activité de la lactase chez l'adulte, ils utilisent le terme d'hypolactasie. Comme c'est le cas pour l'hypothyroïdie, ce terme d'hypolactasie suggère un déficit pathologique, peut-être même dangereux par rapport à un fonctionnement normal. L'usage du concept d'hypolactasie par le corps médical a eu une influence considérable sur la perception de la place du lait par les médecins : si l'hypolactasie décrit une anomalie génétique, c'est bien la preuve qu'il est naturel de boire du lait toute sa vie.

J'ai recherché l'origine de ce terme surprenant. Et j'ai découvert qu'il était né d'un quiproquo.

En 1963, deux équipes de chercheurs indépendantes ont observé une diminution de l'activité de la lactase chez l'adulte. A cette époque, la plupart des études étaient conduites sur des Européens ou des Nord-Américains d'origine européenne chez lesquels l'activité de la lactase est souvent conservée à l'âge adulte. Pour ces raisons, on croyait alors que la règle, chez l'homme, c'est d'avoir une lactase active de la naissance à la mort : si l'espèce humaine digérait parfaitement le lait, quoi de plus anormal que de ne pas en consommer ?

Mais par la suite, des études ont été conduites sur d'autres populations et, en 1994, il a bien fallu se rendre à l'évidence : l'anomalie, dans l'espèce humaine, c'est la persistance de la lactase à l'âge adulte.

On pourrait croire qu'il suffit de se mettre à boire du lait après le sevrage pour préserver l'activité de la lactase, mais c'est faux. Cette activité est sous commande génétique.

Elle est observée dans les populations ayant une longue tradition d'élevage. Nous parlons d'environ 25 % de la population terrestre, celle dont les ancêtres vivaient surtout en Europe du Nord et dans la région de l'Oural. Ainsi, en Europe du Nord, plus de 80 % de la population conserve une lactase active à l'âge adulte (59 % en France), contre 0 % de la population en Asie du Sud-Est – là même où les Danone, Yoplait et Nestlé s'implantent avec la ferme intention de faire boire du lait à une population locale qui ne le digère pas. Cependant, il faut souligner que même chez les habitants du Nord de l'Europe, une partie de la population ne digère pas le lait.[49]

LA TOLÉRANCE AU LACTOSE : MUTATION OU EFFET FONDATEUR ?

Pour expliquer pourquoi la plupart des descendants des éleveurs du néolithique continuent de fabriquer la lactase à l'âge adulte, Frederick Simoons, de l'université de Californie (Davis) a avancé en 1970 l'hypothèse qu'une modification génétique survenue dans ces populations a pu constituer à cette époque un avantage. En effet, c'est au néolithique qu'apparaissent les premières maladies par carence et les famines (comme je l'ai exposé dans *Le régime préhistorique*, elles sont dues à l'excès de céréales, qui séquestrent des minéraux, et aux monocultures qui font dépendre l'état de santé de la population toute entière des conditions climatiques). Dans ce contexte de fragilité Simoons estime que les individus dont la lactase demeurait active à l'âge adulte pouvaient tirer parti des protéines du lait. Ils se trouvaient mieux équipés pour survivre aux périodes de disette, quand les moissons étaient déficientes. Leur proportion aurait donc augmenté dans ces populations.

Mais cette hypothèse est contestée. D'autres chercheurs ne croient pas que le fait de tolérer le lait ait pu constituer un avantage dans l'évolution humaine. Selon eux, la tolérance au lactose n'est pas due à une mutation génétique parce que le taux de mutation récurrente nécessaire en l'espace de 200 à 300 générations serait anormalement élevé. Ils évoquent plutôt ce qu'on appelle en génétique un « effet fondateur ».[50] Quand une petite partie d'une population s'implante ailleurs, ou quand la population se trouve réduite, les gènes des « fondateurs » de cette nouvelle société humaine sont disproportionnellement plus fréquents dans la nouvelle population.

Selon certains chercheurs, le fait pour des éleveurs de pouvoir digérer le lait fourni par leur bétail a pu, à cette époque, constituer un avantage de type darwinien, en Afrique par exemple en période de sécheresse. Mais nous verrons plus loin comment cet avantage est devenu aujourd'hui un sérieux handicap.

QUI DIGÈRE LE LAIT ?

L'activité de la lactase est conservée chez plus de 80 % des adultes d'Europe du Nord, 84 % par exemple en Finlande. Plus on se rapproche de la Méditerranée, plus cette activité baisse. En France, 59 % de la population adulte peut digérer le lait, mais seulement 11 % dans le sud de l'Italie. Les Basques, comme souvent, se distinguent : ils sont 92 % à maintenir leur lactase active après l'enfance. Aux Etats-Unis, la lactase reste active chez plus de 90 % de la population d'origine nord-européenne, mais chez seulement 12 % des Noirs américains. En Afrique, la lactase reste active chez moins de 10 % de la population orientale (Somalie), alors que c'est le cas de 49 % des Marocains et de 63 % des nomades (Saharawi) ou même de 70 % d'une tribu soudanaise qui vit à l'est de Khartoum, au Soudan.

Nabil Sabri Ettanah, un chercheur de l'université d'Helsinki en Finlande, a conduit en 2005 une étude génétique minutieuse pour reconstituer le scénario qui rend compte de la persistance de la lactase en Europe du Nord. Selon lui, la persistance génétique de la lactase prend son origine il y a 4 800 à 6 600 ans chez des éleveurs nomades d'Asie centrale vivant sur le versant oriental de l'Oural. Ces nomades ont migré vers l'ouest : la mutation génétique leur permettant de digérer le lait est apparue dans la région comprise entre la Volga et l'Oural, au nord du Caucase et de la mer Noire. Ces nomades ont ensuite peuplé l'Europe du Nord entre 2 500 et 1 500 avant J.-C.

L'ÉPIDÉMIE SILENCIEUSE

Lorsqu'un adulte blanc originaire d'Europe du Nord boit du lait, le lactose contenu dans cet aliment est pris en charge dans l'intestin grêle par la lactase. Celle-ci transforme le lactose en deux sucres plus simples, le galactose et le glucose, qui rejoignent ensuite la circulation sanguine.

Lorsqu'une personne qui n'exprime plus de lactase, ou très peu, consomme une quantité appréciable de produits laitiers contenant du lactose, celui-ci est métabolisé par les bactéries intestinales en l'absence de lactase. Ces bactéries utilisent le lactose pour donner naissance à de l'hydrogène et à d'autres produits de dégradation parmi lesquels des produits de fermentation et agents toxiques : acétaldéhyde, acétoïne, butan-2,3-diol, diméthyl-glyoxal (diacétyl), éthanol, acide formique, méthane, propane-1,3-diol, indoles, acides gras à chaînes courtes, toxines diverses. Le lactose lui-même peut être considéré comme une toxine s'il se retrouve dans le sang. Ces toxines peuvent agir sur le système nerveux, le système cardiovasculaire, les muscles et le système immunitaire selon un mécanisme analogue à celui du choléra et d'autres entérotoxines responsables de gastro-entérites comme *Escherichia coli* ou *Clostridium perfringens*.[51]

L'intolérance au lactose qui a été décrite pour la première fois par Hippocrate, n'est pas systématique. Aux yeux du médecin, l'intolérance au lactose provoque classiquement des diarrhées et d'autres troubles gastro-intestinaux. Mais en réalité, les conséquences du lactose chez ceux qui ne le digèrent pas ne s'arrêtent pas là.

Les effets du lactose dessinent en effet le tableau d'une intoxication généralisée : maux de tête, sensations de vertiges, difficultés à se concentrer, troubles de la mémoire, fatigue intense, douleurs musculaires et articulaires, allergies, arythmie, ulcères de la bouche, maux de gorge… [52, 53, 54, 55, 56]

LES SYMPTÔMES DE L'INTOLÉRANCE AU LACTOSE

Des chercheurs de l'université de Cardiff ont relevé pendant 48 heures les symptômes de l'intolérance au lactose chez 133 patients après que chacun d'eux eût reçu 50 g de lactose, soit l'équivalent de ce que contient un litre de lait. [57]

Symptômes	Pourcentage de patients présentant ces symptômes
DIGESTIFS	
Douleur abdominale	100
Distension abdominale	100
Borborygme	100
Flatulence	100
Diarrhée	70
Constipation	30
Nausée	78
Vomissement	78
SYSTÉMIQUES	
Mal de tête et vertige	86
Perte de concentration, trouble de la mémoire à court terme	82
Douleur musculaire	71
Douleur, raideur, gonflements articulaires	71
Allergie (eczéma, prurit, rhinite sinusite, asthme)	40
Arythmie	24
Ulcères de la bouche	30
Maux de gorge	< 20
Mictions fréquentes	< 20

Pourquoi ces symptômes sont-ils méconnus des médecins ? D'abord parce qu'ils ignorent que la sphère digestive n'est pas la seule concernée, ensuite parce que les symptômes varient dans le temps et d'une personne à l'autre. Enfin, parce que les médecins ne savent pas à quel point le lactose fait partie de notre univers alimentaire.

ELIMINER LE LAIT NE SUFFIT PAS

Le réflexe du médecin qui suspecte une intolérance au lactose c'est d'éliminer le lait. Si l'état du patient ne s'améliore pas, le diagnostic d'intolérance au lactose est abandonné au profit d'une autre piste. Le problème, c'est qu'il y a du lactose partout, à commencer par les laitages moins suspects que le lait : crèmes, crèmes glacées et même yaourts. Le yaourt est souvent présenté comme un aliment duquel le lactose a disparu, « digéré » par les lactobacilles (qui expriment la lactase), et que les intolérants peuvent donc continuer de consommer en toute sécurité. En réalité les teneurs des yaourts en lactose sont variables et dépendent du procédé de fabrication : certains yaourts, notamment ceux enrichis en crème et autres sous-produits solides de la production laitière, contiennent autant de lactose que le lait ; d'autres deux fois moins.

En plus, dans les yaourts pasteurisés et les glaces au yaourt, les enzymes des lactobacilles sont inactivées par les températures utilisées (très élevées ou très basses), ce qui fait que des quantités appréciables de lactose passent dans l'organisme. Par rapport au lait, les symptômes de l'intolérance au lactose sont généralement réduits des deux tiers lorsqu'on consomme du yaourt mais ils ne disparaissent pas totalement et peuvent littéralement empoisonner la vie des intolérants. Seuls les fromages contiennent des quantités marginales de lactose : il faudrait manger 1 kg de parmesan pour recevoir autant de lactose que dans un verre de lait.

Même si le médecin conseille l'élimination du lait, de la crème, des crèmes glacées et des yaourts, encore faut-il qu'il pense au lactose ajouté aux aliments et boissons industriels ! Le lactose intéresse l'industrie parce qu'il possède un pouvoir sucrant modéré (six fois moindre que celui du sucre) et qu'il a l'avantage, contrairement au sucre, de ne pas être dégradé par les levures : en l'ajoutant à un aliment ou à une boisson, l'industriel sait que son goût ne sera pas altéré et qu'il n'apparaîtra pas avec le temps soit du gaz carbonique, soit de l'alcool, deux sous-produits du métabolisme des levures. Il est aussi utilisé pour fixer les arômes, absorber les pigments et pour son pouvoir émulsifiant, son aptitude au séchage et ses qualités mécaniques.

En 1979, les Etats-Unis ont produit 50 000 tonnes de lactose. Vingt ans plus tard, la production avait été multipliée par 5. Aujourd'hui, elle est proche des 300 000 tonnes. En France, comme en Allemagne, 12 millions de tonnes de lait transformé en fromage donnent environ 10 millions de tonnes de lactosérum dont 1 million de tonnes servent chaque année à la fabrication de 40 000 tonnes de lactose. Ce lactose se retrouve dans nos aliments. Qu'on en juge : il est utilisé pour favoriser les réactions de brunissement dans le pain, les produits de boulangerie, les gâteaux industriels, les préparations pour gâteaux, les chips et pommes de terre frites ; il est ajouté aux pâtes, aux charcuteries, saucisses, saucissons, hamburgers. Il est même injecté dans la viande de poulet. On en trouve dans les confiseries, les sodas et la bière et comme excipient dans les médicaments. Des substituts de repas et des préparations instantanées contiennent autant de lactose que le lait. L'alimentation d'une femme qui suit un régime amaigrissant peut lui fournir jusqu'à 100 g de lactose, soit l'équivalent de plus de deux litres de lait sans qu'elle en soit correctement informée. Voilà pourquoi une intolérance au lactose peut passer inaperçue pendant des années, voire des décennies, même lorsqu'on a éliminé tous les laitages de l'alimentation.

QUI NE DIGÈRE PAS LE LAIT ?

Mais au fait, qui est intolérant au lactose ? Dans les quelques études expérimentales conduites sur ce sujet une bonne partie de celles et ceux qui n'expriment plus de lactase peuvent avaler de petites quantités de lactose (de l'ordre de 10 à 12 g par jour soit l'équivalent d'un verre de lait) sans souffrir de troubles particuliers. Cependant le seuil d'acceptabilité du lactose varie d'une personne à l'autre : certains tolèrent un verre de lait, d'autres sont indisposés par les quelques grammes que contient un chocolat au lait. Aux Etats-Unis, l'Institut national du diabète et des maladies digestives et rénales évalue à 30 à 50 millions le nombre de personnes intolérantes au lactose. En France, aucune estimation officielle n'a été faite, mais 41 % des adultes digèrent mal le lait, soit… 20 millions d'individus. Si l'on considère, sur la base des résultats des études cliniques, que les symptômes d'intolérance concernent 20 % de ces adultes lorsqu'ils consomment 12 g de lactose, alors on peut estimer que 4 millions de Français adultes sont concernés par cette épidémie silencieuse, auxquels il faut ajouter les enfants et adolescents de plus de 5 ans qui sont dans la même situation, soit environ 850 000 garçons et filles. Comme le lactose se répand chaque année un peu plus dans nos aliments, ce chiffre de près de 5 millions de Français intolérants au lactose représente vraisemblablement un minimum.

Dans une étude, près de la moitié des personnes se plaignant de diarrhées chroniques étaient intolérantes au lactose.[58]

Si vous pensez être dans ce cas, vous pouvez en avoir la confirmation par un test d'ADN, ou plus communément par un test qui mesure l'hydrogène expiré après ingestion de 50 g de lactose (1 g/kg chez l'enfant).

Si le test est positif, l'attitude à adopter ensuite diffère selon que votre médecin est persuadé de l'intérêt des laitages ou qu'il y est indifférent (voire opposé). Dans un article récent, un gastro-entérologue français proche de l'industrie laitière assure que « *le maintien du lactose dans l'alimentation est possible au prix de quelques conseils diététiques simples chez la majorité des sujets intolérants* ».[59] Le Dr Anthony Campbell de l'université de Cardiff – un spécialiste de ces questions qui n'a pas de lien avec l'industrie – ne voit pas tout à fait les choses de la même manière. Après un test positif, dit-il, « *nous conseillons un régime sans lactose pendant 12 semaines. Si les symptômes se sont améliorés significativement, alors on peut affirmer que le patient est intolérant au lactose.* » Le Dr Campbell ne conseille pas à ces patients de réintroduire le lactose dans leur alimentation sauf à doses minimales (le fromage). « *L'élimination quasi-complète du lactose a transformé la vie des 300 patients qui nous avaient été adressés*, dit-il. »

LA PROTÉINE DU LAIT QUI DÉCLENCHE LES TUMEURS

Le lait, c'est pour les bébés.
Quand on est adulte, on boit de la bière.

ARNOLD SCHWARZENEGGER

QUE DIRIONS-NOUS SI LES SCIENTIFIQUES nous révélaient qu'il existe dans notre alimentation une substance qui donne un cancer à 100 % des animaux qui la reçoivent et à 0 % de ceux qui n'y sont pas exposés ? Et si, en plus, cette substance agit à des doses que l'on rencontre dans l'alimentation ? Les implications pour la santé humaine seraient considérables.

Or cette substance existe.

C'est en ces termes sibyllins que T. Colin Campbell, professeur émérite de nutrition à l'université Cornell aime à commencer le récit d'une série d'expériences qui auraient dû faire la une des journaux. Pourtant vous n'en avez certainement jamais entendu parler. Voici pourquoi.

Au début des années 1960, T. Colin Campbell termine ses

études à l'université Cornell, dans l'état de New York. On y cherche des moyens de faire grossir rapidement les bovins et les ovins – toujours cette obsession de produire plus de protéines animales plus vite et moins cher. Après son doctorat en biochimie nutritionnelle, Campbell est recruté par le *Massachusetts Institute of Technology* (Cambridge). Le MIT ne s'intéresse ni aux vaches ni aux moutons. Il est occupé par les poulets. Des millions de poulets meurent alors chaque année dans les élevages américains sans qu'on sache pourquoi. On suspecte la présence d'un produit chimique toxique, mais lequel ? C'est ainsi que T. Colin Campbell participera à la découverte des dioxines, une substance qui se forme lorsqu'on brûle du bois ou des déchets (dans un incinérateur par exemple).

Cette enquête réussie au MIT lui ouvre les portes en 1965 de l'université de Virginie, qui est impliquée dans un projet alimentaire aux Philippines. Depuis dix ans, les Américains ont mis en place dans ce pays un programme de lutte contre la malnutrition, avec leurs armes classiques : plus de protéines. Les Américains avaient choisi d'encourager la consommation de cacahuètes comme source de protéines parce qu'elles peuvent être cultivées partout. Mais il y a un problème avec ces légumineuses : elles sont fréquemment contaminées par une moisissure, l'aflatoxine, qui provoque des cancers du foie chez l'animal.

Comme T. Colin Campbell a élucidé l'origine de la mort des poulets américains, on compte sur lui pour enquêter sur les cacahuètes contaminées.

LA MALADIE DES BIEN-NOURRIS

Lorsqu'il se rend sur place, T. Colin Campbell découvre que les cacahuètes et le maïs locaux sont largement contaminés. Le beurre de cacahuète contient 300 fois plus d'aflatoxine qu'aux Etats-Unis. Deuxième découverte : de nombreux enfants des Philippines sont atteints de cancers du foie, en particulier dans les régions où l'on consomme le plus de cacahuètes et de maïs. Partout, de jeunes enfants meurent d'une maladie qui ne se déclare en Occident qu'après l'âge de 40 ou 50 ans. Mais T. Colin Campbell fait une découverte encore plus extraordinaire : les enfants atteints de cancer du foie appartiennent aux familles les plus aisées. C'est dans ces foyers, où l'on sert une alimentation occidentale, où l'on mange des protéines animales bienfaitrices, que les enfants développent un cancer. Comment est-ce possible ? A l'époque, chacun sait dans la communauté scientifique que les taux de cancers du foie sont plus élevés dans les pays en développement, où la consommation de protéines est la plus faible. De nombreux chercheurs pensent d'ailleurs que c'est le déficit en protéines qui favorise ces cancers. Et voilà que la situation aux Philippines fournit un contre-exemple troublant.

C'est ce moment que choisit une équipe de chercheurs indiens pour publier dans un obscur journal médical une étude intrigante. Ils ont étudié deux groupes de rats. Au premier, ils ont donné de l'aflatoxine avec un régime riche en protéines (20 %). Au second, la même aflatoxine, mais seulement 5 % de protéines. Les résultats sont ahurissants : tous les animaux qui consommaient le régime à 20 % de protéines ont développé un cancer du foie. Tous les animaux qui ont consommé le régime à 5 % de protéines ont évité le cancer malgré la présence d'aflatoxine.[60] « *Cette information était contraire à tout ce qui m'avait été enseigné,* dit T. Colin Campbell. *Il était hérétique de dire que les protéines n'étaient pas bonnes pour la santé, je ne parle même pas de dire qu'elles peuvent donner le cancer. Ce fut un tournant dans ma carrière.* »

Personne dans l'entourage de T. Colin Campbell ne croit aux résultats de l'étude indienne. « *Ils ont dû se tromper de cage* » lui dit le Pr Paul Newberne, un spécialiste du MIT. « *Il est impossible,* ajoute-t-il, *qu'un régime riche en protéines favorise le cancer !* »

UN INTERRUPTEUR DU CANCER

Pour en avoir le cœur net, T. Colin Campbell demande et finit par obtenir des Instituts nationaux de la santé des Etats-Unis une bourse de recherche. Nous sommes au début des années 1970. On sait alors comment l'aflatoxine altère le support du code génétique, l'ADN, pour conduire au cancer. Elle est transformée – les scientifiques disent métabolisée – par une enzyme appelée MFO *(mixed function oxidase)*. Quand l'aflatoxine pénètre la cellule, la MFO la prend en charge et la transforme en un produit de dégradation, un métabolite extrêmement dangereux. L'équipe américaine décide d'abord de voir si les deux niveaux de protéines utilisés dans l'étude indienne ont un effet sur l'activité de l'enzyme. « *Nous avons observé qu'avec 5 % de protéines, l'enzyme était beaucoup moins active* », se souvient T. Colin Campbell. « *Cela voulait dire qu'avec un régime pauvre en protéines, il y avait moins de métabolites dangereux de l'aflatoxine. Et en 1976, nous avons montré qu'avec un tel régime, il y avait aussi moins de lésions de l'ADN. En fait, nous avons finalement trouvé que lorsqu'il y a moins de protéines, tous les mécanismes qui conduisent aux tumeurs sont entravés : moins d'aflatoxine pénètre dans la cellule, les cellules se multiplient moins vite, l'activité de l'enzyme est réduite, il y a moins de lésions de l'ADN.* »

Les implications de ces recherches sont déjà considérables. Elles apportent du crédit aux découvertes des chercheurs indiens. Elles suggèrent aussi, ce qui est nouveau pour l'époque, qu'une substance cancérogène ne l'est pas directement, pas plus que l'exposition à *Mycobacterium tuberculosis* ne donne systématiquement la tuberculose. Il existe au niveau cellulaire une multitude de mécanismes de contrôle qui peuvent être modulés par l'environnement.

Mais si les protéines alimentaires peuvent favoriser le développement des tumeurs, ce qu'on appelle la **phase d'initiation** du cancer, qu'en est-il une fois que les tumeurs sont installées, dans la **phase de promotion** ? Pour le savoir, T. Colin Campbell et son équipe vont observer chez des rats le développement de petits agrégats de cellules tumorales appelés *foci* qui apparaissent après l'initiation du cancer. Une partie des rats reçoit le régime protéique à 20 %, une autre le régime à 5 %. A nouveau les résultats sont remarquables : le développement des *foci* dépend presque entièrement du niveau des protéines dans l'alimentation.

Les chercheurs exposent alors des rats à une dose massive d'aflatoxine avant de leur donner une alimentation pauvre en protéines ; à l'inverse, des rats mis en contact avec de petites doses d'aflatoxine reçoivent le régime à 20 % de protéines. Une nouvelle surprise attend les Américains, car les rats les moins contaminés par l'aflatoxine développent plus de *foci* que les autres du fait de leur régime riche en protéines.

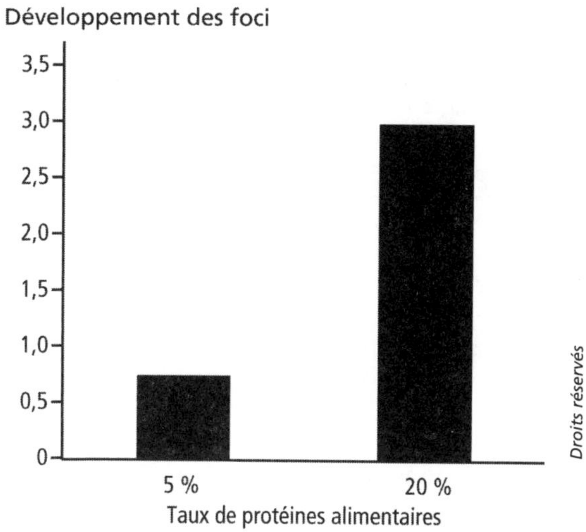

Lorsqu'on augmente le taux de protéines de 5 à 20 % des calories dans l'alimentation de rats exposés à l'aflatoxine (toxine initiatrice de cancers du foie), on observe une augmentation significative des foci *(agrégats de cellules tumorales). D'après T. Colin Campbell :* The China Study. *BenBella Books Dallas, 2005.*

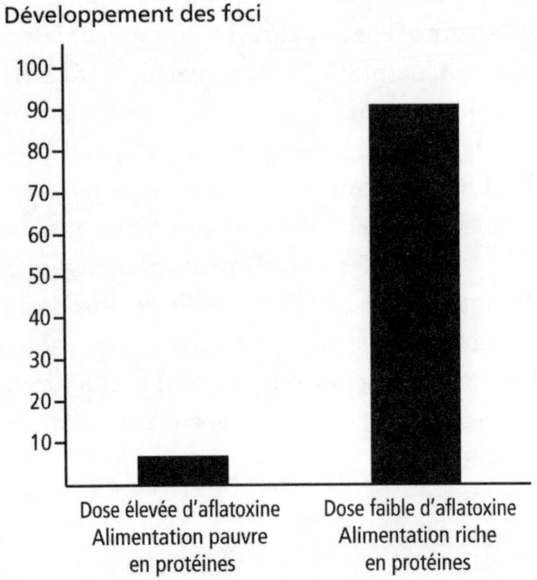

Les rats les moins contaminés par l'aflatoxine développent plus de foci *que les autres du fait de leur régime riche en protéines d'après T. Colin Campbell :* The China Study. *BenBella Books Dallas, 2005.*

T. Colin Campbell imagine alors une expérience encore plus subtile. Tous les animaux recevront la même dose d'aflatoxine carcinogène, puis ils seront alternativement nourris avec une alimentation riche (20 %) et pauvre (5 %) en protéines au cours des douze semaines de la phase de promotion. Le régime changera toutes les 3 semaines ; il y aura donc 4 périodes distinctes.

Au cours des 3 premières semaines, les rats reçoivent le régime à 20 % de protéines : les *foci* se développent comme prévu. Au début de la deuxième période, avec le régime à 5 % de protéines, le développement des foci chute brutalement. Lorsque l'alimentation est à nouveau enrichie en protéines, les *foci* repartent à la hausse. Et le yo-yo continue au gré du régime plus ou moins riche en protéines.

Ces études montrent que le développement du cancer initié par l'aflatoxine est modifié par le niveau des protéines alimentaires. Mais à quel niveau de protéines exactement ? Une nouvelle expérience établit que les *foci* ne se développent guère lorsque le niveau des protéines donné aux rats ne dépasse pas 10 % des calories. Au-delà, la croissance des *foci* augmente en proportion de l'augmentation des protéines.

Serait-il possible, se demande alors T. Colin Campbell que les agents cancérogènes ne donnent de cancer que lorsque les conditions nutritionnelles sont « adéquates » ? Serait-il possible, alors que nous sommes tout au long de notre vie au contact de substances cancérogènes, que le cancer n'apparaisse que lorsque nous consommons des aliments qui favorisent le développement des tumeurs ? Peut-on contrôler le cancer par l'alimentation ? Ces questions sont d'une importance capitale et les seules expériences de Campbell ne peuvent y répondre. Toutefois il y a une question capitale à laquelle l'équipe de chercheurs américains peut apporter une réponse, une question que vous vous posez peut-être si vous avez suivi cette longue traque des effets de l'aflatoxine. Le type de protéines a-t-il une importance ?

AU FAIT, QUELLES PROTÉINES ?

Il existe des protéines dans les aliments d'origine animale comme dans ceux d'origine végétale. La protéine que T. Colin Campbell a jusqu'ici utilisé dans ses expériences est tirée du lait de vache. C'est de la caséine. Dans le lait de vache, 87 % des protéines sont de la caséine. T. Colin Campbell décide de la comparer aux protéines du blé et du soja.

Dans une nouvelle expérience, les rats reçoivent donc un régime à 20 % de caséine, un régime à 20 % de gluten (la protéine du blé) et un régime à 5 % de caséine. Contrairement à la caséine, la protéine du blé n'a aucun effet sur la promotion des tumeurs. On teste les protéines du soja : elles non plus n'ont pas d'effet. « *Quel que soit le niveau d'exposition à un agent cancérogène, nous venions de découvrir que, comme avec un commutateur, nous pouvions contrôler la promotion des cancers, simplement en changeant le niveau des protéines alimentaires. Mais pas n'importe quelles protéines : la protéine du lait de vache. Il était déjà difficile à mes collègues nutritionnistes d'accepter l'idée que les protéines aident un cancer à se développer. Mais la protéine du lait de vache ? Inimaginable !* »

Le moment est venu de monter une expérience grandeur nature, qui se déroulera pendant la durée de vie des rats. Plusieurs centaines de rongeurs sont enrôlés dans cette étude, et exposés au même niveau d'aflatoxine cancérogène. Comme un rat vit deux ans en moyenne, les résultats sont enregistrés au bout de cent semaines.

Lorsque les chiffres sont dépouillés, ils sont spectaculaires. Tous les animaux qui ont reçu la caséine à 20 % sont morts ou moribonds. Tous ceux qui ont reçu la caséine à 5 % sont encore en vie. Il n'y a plus de doute : la principale protéine du lait de vache est un promoteur exceptionnellement puissant des cancers du foie chez les rats exposés à l'aflatoxine. Seulement à l'aflatoxine ?

Au moment où T. Colin Campbell publie – dans une indifférence totale – ses études troublantes sur la caséine, la communauté scientifique est préoccupée par une autre source de cancers du foie : le virus de l'hépatite B. On commence à décoder les mécanismes par lesquels le virus provoque un cancer, on travaille à l'élaboration d'un vaccin, mais personne ne se demande si l'alimentation a quoi que ce soit à voir avec la maladie. T. Colin Campbell demande une bourse pour reproduire avec le virus de l'hépatite B ses études sur l'aflatoxine. Sa demande de financement, trop dérangeante, est rejetée. Le chercheur sonne à d'autres portes jusqu'à ce qu'il finisse par décrocher une petite bourse d'étude. Lorsqu'il donne un régime riche en caséine (22 %) à des souris infectées par le virus de l'hépatite B, les animaux développent un cancer du foie. Mais aucune des souris qui recevait 6 % de caséine ne tombe malade.

A l'université de l'Illinois ces résultats intrigants poussent une équipe de chercheurs à administrer le même de type de régimes à des rats sur lesquels ils étudient le cancer mammaire. Ils constatent que la caséine à dose élevée favorise le cancer chez des animaux exposés à deux agents cancérogènes distincts.

« *Même si je commençais à me convaincre qu'en consommant beaucoup de caséine on peut favoriser le cancer, je me gardais de trop généraliser* », dit Campbell.

Il faut à ce chercheur rigoureux des études chez l'homme. Elles vont venir, non sans avoir emprunté un curieux détour.

DANS LE LAIT, UN ACCÉLÉRATEUR DE CANCERS

L'intérêt de plus en plus démontré des apports en calcium dans la réduction du risque de cancer de la prostate plaide en faveur d'une alimentation calcique convenable. Le lait et les produits laitiers (fromages et laitages) constituent nos premières sources de calcium.

AGENCE FRANÇAISE DE SÉCURITÉ SANITAIRE DES ALIMENTS (AFSSA)

LE 2 FÉVRIER 2006 LES PROFESSIONNELS DE L'INDUSTRIE textile ont annoncé les résultats de leur campagne de mensuration qui s'était déroulée du printemps 2003 à décembre 2004. Cette campagne leur permet d'adapter les tailles et les patrons des vêtements prêt-à-porter à la réalité française. Résultat : la Française moyenne mesure 162,5 cm et pèse 62,4 kg et le Français moyen mesure 175,6 cm pour 77,4 kg. La précédente campagne remontait à 1970 ; à cette époque, une Française mesurait en moyenne 160,5 cm et un homme 170,1 cm.

Nous avons donc grandi : 5,5 cm de plus pour un homme, soit plus de 3 % en l'espace de trente-cinq ans. Que signifie cette progression ? Comparons-la à la taille des recrues des armées françaises sous Louis XV et Louis XVI, que nous connaissons grâce aux mesures faites à l'époque sur 38 700 conscrits. Dans les années 1670, un Français mesurait en moyenne 161,7 cm.[61] Donc il a fallu 300 ans pour qu'un Français gagne 8 cm, mais 35 ans à peine pour qu'il en gagne 5,5. Certes, la taille moyenne a fluctué en France au cours des trois derniers siècles, mais la même tendance à la hausse est observée dans d'autres populations. Qu'est-ce qui fait donc grandir ainsi nos enfants ?

Pour le savoir, des chercheurs américains ont mesuré entre 1999 et 2002 plusieurs milliers d'enfants âgés de 5 à 17 ans ; ils ont aussi enregistré leurs habitudes alimentaires. Résultat : c'est la consommation de lait qui prédit l'évolution de la taille.[62] Plus on en consomme, plus on grandit.

Pour comprendre pourquoi le lait de vache fait grandir les enfants, il suffit de se rappeler à quoi il sert chez les bovins. Le lait de vache contient des quantités très importantes de protéines, de graisses, de sucre (lactose) et une bonne dizaine de substances hormonales : il est conçu pour permettre une croissance rapide. A la naissance, un veau pèse 20 à 60 kg. Il prend en moyenne 400 g par jour le premier mois et 1 kg par jour à partir du troisième mois. A cinq mois, un veau charolais a multiplié son poids par 4, à un an il l'a multiplié par 8 et c'est à peu près le moment où, dans la nature, un veau est sevré. Par comparaison, il faut attendre l'âge de 8 ans pour qu'un petit garçon voie son poids de naissance multiplié par 8.

A l'âge de 1 an, le veau n'a plus besoin du lait de sa mère : ce dernier a fait son travail, qui est de l'amener à un poids et une taille respectable. Parallèlement, à l'âge de 3 à 4 ans, le petit homme rompt avec l'allaitement.

Il y a quelques milliers d'années cependant, quelques tribus humaines ont inauguré une pratique bizarre, sans équivalent chez aucun autre mammifère : elles se sont mises à boire tout au long de la vie le lait de la mère du veau, un aliment conçu pour la brève période qui suit la naissance de ces animaux. Ce faisant, elles ont injecté dans leur organisme des facteurs de croissance que même la nature épargne au veau adolescent.

LE PETIT D'HOMME, ÉLEVÉ AUX HORMONES ?

Quand un être humain boit du lait, il absorbe du même coup des substances destinées à favoriser la croissance du veau. Leur concentration dans le lait de vache dépend du stade de la traite. La plus connue de ces substances s'appelle IGF-1 (pour *insulin-like growth factor-1*). C'est un facteur de croissance, un agent qui conduit les cellules à se multiplier. L'IGF-1 est d'ailleurs dans toutes les espèces le « bras armé » de l'hormone de croissance. Pour des raisons qui vont rapidement vous apparaître évidentes, l'industrie laitière a longtemps nié que l'IGF-1 du lait de vache passe inchangé dans la circulation sanguine de celles et ceux qui consomment du lait.

L'industrie laitière s'appuyait sur la position défendue bec et ongles en 1989 par la société Monsanto qui voulait obtenir de la *Food and Drug Administration* américaine (FDA) l'autorisation de commercialiser de la viande et du lait de vaches ayant reçu de l'hormone de croissance semi-synthétique pour leur faire produire plus de lait. En effet, on retrouve dans les tissus de ces animaux et aussi dans leur lait des traces d'IGF-1, mais un IGF-1 un peu particulier, « recombiné », légèrement différent de celui que produisent naturellement ces animaux. Aux Etats-Unis, une violente polémique opposait à la fin des années 1980 Monsanto à plusieurs associations de consommateurs, qui s'inquiétaient de la présence éventuelle de cet IGF-1 « recombiné » dans leurs aliments. Mais pourquoi s'en inquiéter ? Tout simplement parce que l'on venait alors de découvrir que l'IGF-1 est un acteur majeur du risque de cancer.

Oui, l'IGF-1 fait se multiplier les cellules, mais pas seulement les cellules saines. Il donne un coup d'accélérateur aux cellules précancéreuses ou cancéreuses. Plusieurs études ont trouvé que les personnes qui avaient les taux d'IGF-1 les plus élevés dans le sang avaient un risque augmenté de cancer du sein avant 50 ans, [63, 64, 65] mais aussi de cancers de la prostate [66, 67, 68] et du poumon.

Donc, en 1989, Monsanto soumet à la FDA une étude chez le rat qui tend à prouver que l'IGF-1 d'un aliment n'est jamais absorbé. Pour preuve Monsanto a donné à des rats de l'IGF-1 recombiné, soit dans la nourriture, soit en perfusion, soit en injections. Et que dit Monsanto à la FDA ? Qu'elle a trouvé un taux plus élevé d'IGF-1 dans les tissus des rats perfusés et injectés, mais pas dans ceux qui ont reçu le facteur de croissance par voie orale. Cette étude ne sera jamais publiée, mais la FDA en accepte les conclusions.[69] C'est ainsi que l'usage de l'hormone de croissance dans le bétail a été autorisé aux Etats-Unis en 1993.

Mais alors qu'on débattait des risques éventuels posés par l'IGF-1 recombinante de Monsanto, voilà que les associations américaines réalisent qu'on ne s'est jamais réellement demandé si l'IGF-1 du lait de vache est absorbé ! Or, la question est pertinente. Car si l'IGF-1 recombinant est différent de l'IGF-1 humain, ce n'est pas le cas de l'IGF-1 produit naturellement par la vache : il est en tous points identique à celui qui fait proliférer nos cellules. Et pas seulement celles qui font grandir les enfants. Exposez des cellules cancéreuses du sein à de l'IGF-1, qu'il vienne de la vache ou de l'homme, et vous les verrez se développer rapidement. Flairant le piège, l'industrie laitière monte aussitôt au créneau. Selon elle l'étude de Monsanto a définitivement clos le débat : l'IGF-1 de la vache, naturel ou recombinant ne passe pas dans le sang.

PATATRAS : L'IGF-1 DU LAIT DE VACHE PASSE BIEN DANS LE SANG !

En 1997, des chercheurs japonais ont l'idée de faire avaler de l'IGF-1 à leurs souris. Près de 10 % de cet IGF-1 est retrouvé dans la circulation sanguine.[70] C'est la preuve que ce facteur de croissance n'est pas complètement détruit par la digestion. Des expériences récentes ont d'ailleurs confirmé que l'IGF-1 est bien absorbé oralement.[71] Et que les organes des rats qui en consomment se développent bien plus que ceux des rats nourris normalement. [72]

Au passage, les souris japonaises ont une nouvelle encore plus inquiétante pour l'agro-business laitier. Lorsqu'on leur donne une ration d'IGF-1 avec de la caséine – la principale protéine du lait – ce n'est pas 10 % de l'IGF-1 d'origine que l'on retrouve dans le sang, mais près de 70 % ! Et revoici la caséine de T. Colin Campbell. Lui l'avait étudiée seule. Dans le lait, elle est associée à un facteur de croissance. Un vrai duo de choc !

Il est temps de se demander ce qui se passe dans le corps de nos enfants quand on leur donne de l'IGF-1 et de la caséine – c'est-à-dire des laitages.

Des chercheurs danois ont analysé les taux d'IGF-1 chez 90 enfants âgés de 2,5 ans en moyenne. Ceux qui consommaient le plus de lait avaient les taux d'IGF-1 les plus élevés. Les chercheurs ont calculé que lorsqu'on qu'on donne chaque jour 400 ml de lait supplémentaire à un enfant qui en consomme normalement 200 ml, son taux d'IGF-1 bondit de 30 %.[73] De quoi donner un coup d'accélérateur à la machinerie cellulaire : lorsqu'on met des cellules humaines au contact d'échantillons de lait de vache, leur croissance s'accélère.[74]

De quoi, aussi, faire pousser un bambin. Il ne faut pas se demander pourquoi la taille est si élevée dans les pays où l'on consomme le plus de laitages. Alors qu'un homme mesure en moyenne 1,75 m en France, il fait environ 1,80 m aux Etats-Unis et

1,84 m aux Pays-Bas. Vingt pour cent des Néerlandais dépassent 1,90 m, contre seulement 1,5 % des Français. A l'inverse, les Japonais, qui boivent peu de lait mesurent en moyenne 1,65 m.

Les études disponibles montrent que le lait fait grimper les taux plasmatiques d'IGF-1 à tous les âges de la croissance, aussi bien à 9 mois [75] qu'à 7-8 ans [76] ou 12 ans.[77] Et chez l'adulte ? Le niveau d'IGF-1 chez un adulte dépend de nombreux facteurs. Il baisse avec l'âge, il est plus élevé chez les personnes en surpoids. Les femmes qui à la ménopause suivent un traitement hormonal substitutif ont moins d'IGF-1. Mais l'alimentation module aussi le niveau d'IGF-1 dans le sang. Et quel est l'aliment qui le pousse le plus haut ? Le lait.[78] Ceci a été vérifié à plusieurs reprises et à tous âges chez l'homme [79] comme chez la femme.[80] Dans une étude, on a demandé à 204 hommes et femmes de boire 3 verres de lait par jour – précisément ce que conseille aux Français le Programme national nutrition santé. Leur taux d'IGF-1 a augmenté de 10 % en moyenne.[81]

Plusieurs de ces études ont été conduites à l'Ecole de santé publique de Harvard. Et leurs résultats interpellent les chercheurs, à commencer par le Pr Walter Willett qui dirige le département d'épidémiologie. Willett se dit que si l'IGF-1 du lait est absorbé, ce que laissent penser les études expérimentales, et s'il stimule avec d'autres constituants comme la caséine, le niveau d'IGF-1 chez l'homme, il joue peut-être un rôle dans certains cancers.

LA PROSTATE N'AIME PAS LES LAITAGES

L'enquête va porter sur ce cancer parce que l'on sait à cette époque que les hommes qui ont les taux d'IGF-1 les plus élevés ont un risque accru de cancer de la prostate. Elle est confiée à Edward Giovannucci, un spécialiste de l'épidémiologie des cancers, qui dispose d'une base de données unique au monde, celle de l'Etude des professionnels de santé (*Health Professionals Follow-Up Study* ou

HPFS), un groupe de près de 50 000 médecins, dentistes, pharmaciens, vétérinaires et autres membres des professions de santé suivis par Harvard depuis 1986.

En 1997, Ed Giovannucci rapproche les consommations alimentaires de calcium, des cas de cancer de la prostate survenus depuis l'origine. Une réalité s'impose : ceux qui, parmi ces professionnels de santé, consomment le plus de calcium (2 g par jour et plus), notamment parce qu'ils avalent plus de laitages, ont un risque de cancer avancé de la prostate multiplié par 3 par rapport à ceux qui consomment peu de calcium (moins de 500 mg/j). L'étude est publiée en 1998.

La piste est sérieuse et Giovannuci n'est pas seul à la suivre. Dès 1986, l'Organisation mondiale de la santé (OMS), a analysé la consommation de lait par habitant et la mortalité par cancer de la prostate dans cinquante-neuf pays. Qu'a-t-elle constaté ? Les pays où l'on consomme le plus de lait sont ceux dans lesquels la mortalité est la plus élevée. [82] En 1997, le *World Cancer Research Fund* (Fonds mondial de recherche sur le cancer) et l'*American Institute for Cancer Research* (Institut américain de recherche sur le cancer) publient un document sur les connaissances de l'époque en matière de cancer. « *Il est possible,* écrivent les 120 chercheurs qui ont participé à la rédaction de ce document, *que les régimes riches en lait et en laitages augmentent le risque de cancer de la prostate.* » Au début des années 2000, alors que les études épidémiologiques s'accumulent, une tendance se précise : les laitages apparaissent comme un facteur de risque du cancer de la prostate (lire encadré).[83]

CE QUE DIT L'ÉPIDÉMIOLOGIE

Les pays les plus gros consommateurs de laitages sont aussi les plus frappés par le cancer de la prostate : c'est ce que montrent toutes les études de consommation. Ainsi, récemment, des chercheurs japonais ont examiné la relation entre l'alimentation et le cancer de la prostate dans quarante-deux pays, à partir des données du Centre international de recherche sur le cancer (Lyon) et des chiffres de la *Food and Agriculture Organization* (FAO). Ils ont trouvé, comme l'OMS que l'aliment le plus étroitement associé au risque de cancer de la prostate était le lait. Pour la mortalité par cancer de la prostate, ce sont deux laitages — le fromage et le lait — qui montrent l'association la plus étroite. Cette analyse portait aussi sur le cancer du testicule : là encore, de tous les aliments étudiés, c'est un laitage, le fromage, qui présente la plus forte association avec la maladie. [84]

En 2004, plus de six études épidémiologiques dites « cas-contrôles », au cours desquelles on interroge des malades et des personnes du même âge en bonne santé sur leur mode de vie passé, avaient déjà établi que les gros consommateurs de laitages ont un risque de cancer de la prostate augmenté de 50 à 250 %.[85] Quatre autres études de ce type ont rapporté la même association, mais ne l'ont pas jugée significative sur le plan statistique.[86] Seules deux études « cas-contrôles » n'avaient pas trouvé de lien entre la consommation de laitages et le risque de cancer de la prostate. [87]

Au contraire des études « cas-contrôles », les études prospectives suivent l'évolution de l'état de santé d'un groupe de personnes pendant plusieurs années. Au moins dix études de ce type avaient été conduites en 2004 sur les relations entre alimentation et cancer de la prostate.[88] Cinq avaient trouvé que la consommation de laitages augmentait le risque de cancer de la prostate. Ainsi, l'étude des Professionnels de santé, qui suit quarante-huit mille Américains, a trouvé que le risque de cancer avancé était multiplié par 3 et le risque de cancer avec métastases par 4,5 chez les hommes qui consommaient plus de 2 g de calcium par jour par rapport à ceux qui en consommaient moins de 500 mg. [89] Cinq études n'avaient pas mis en évidence de lien entre consommation de laitages et cancer de la prostate.[90]

En résumé, en 2004 toutes les études de consommation par pays et la majorité des études épidémiologiques ont rapporté une association entre laitages et risque de cancer de la prostate. Impossible bien sûr de conclure formellement, mais cette convergence doit inciter à la prudence, d'autant que les résultats publiés depuis n'ont fait que confirmer cette tendance.

En 2002, les spécialistes du Centre international de recherche sur le cancer (Lyon) publient leur propre analyse des causes environnementales du cancer. Après avoir examiné les études épidémiologiques publiées, ils confirment qu'elles suggèrent une « association positive » entre laitages et cancer de la prostate. En fait, la piste est si inquiétante que la même année, l'Institut américain pour la recherche sur le cancer (AICR) se voit contraint d'adresser au grand public une mise au point. En février, il adresse aux agences de presse un communiqué dont chaque mot est pesé. « *En l'état des connaissances*, y lit-on en préambule, *il n'est pas possible d'affirmer ou de nier que la consommation de laitages augmente le risque de cancer de la prostate.* » Mais l'AICR juge cependant les preuves suffisamment troublantes pour émettre, pour la première fois de son histoire, un conseil de prudence : « *les laitages*, dit-il aux Américains, *devraient être consommés « en faible quantité »*.

C'est ce moment que choisissent les autorités sanitaires françaises pour dire aux Français quels sont les aliments qui peuvent prévenir le cancer et ceux qu'il faudrait consommer avec modération parce qu'ils sont associés à un risque de cancer plus élevé.

AUTORITÉS SANITAIRES : L'INDUSTRIE LAITIÈRE LEUR DIT MERCI

En septembre 2003, les responsables du Programme national nutrition santé (PNNS) et les nutritionnistes de l'Agence française de sécurité sanitaire des aliments publient donc un livret intitulé *Alimentation, nutrition et cancer*. Ce travail est présenté aux journalistes et au corps médical comme un document de référence, rigoureux et indiscutable. Il a été rédigé sous la direction du patron du PNNS, un médecin chaud partisan des laitages et proche de l'industrie laitière. Le PNNS et son patron conseillent en effet de consommer 3 à 4 laitages par jour.

Le regard que porte sur les laitages le guide *Alimentation, nutrition et cancer* du PNNS et de l'Afssa est très éloigné de l'idée qu'on s'en fait au même moment à Harvard, au Centre international de recherche sur le cancer, au Fonds mondial de recherche sur le cancer, à l'Association pour la recherche internationale sur le cancer et à l'Institut américain pour la recherche sur le cancer. Alors que ces organismes soupçonnent les laitages de favoriser le cancer de la prostate, les responsables français du PNNS et de l'Afssa les blanchissent d'un trait de plume. Ils assurent dans leur livret qu'on ne peut « *en aucun cas mettre en accusation le lait et les produits laitiers en termes de risque de cancer* ».

Pour les industriels français du lait et les nutritionnistes qui travaillent pour eux, cette caution des plus hautes autorités sanitaires est inespérée. Ils ne vont pas se priver de l'exploiter, congrès après congrès.

Mais en 2004, la publication de *Santé, mensonges et propagande* sème un vent de panique dans le landerneau laitier. J'y détaille toutes les preuves qui impliquent les laitages dans le risque potentiel de cancer – et raconte l'incroyable autisme des autorités. Confié pour lecture avant impression au *Nouvel Observateur*, le manuscrit se retrouve avant sa parution en mai sur le bureau de Franck Riboud, le patron de Danone. Selon un collaborateur du *Canard Enchaîné*, la fuite a été organisée par une journaliste proche du géant de l'agrobusiness, mais la preuve n'en sera jamais apportée.

Pendant ce temps, l'industrie s'emploie à allumer des contre-feux. Une pression discrète mais efficace s'exerce sur la radio et la télévision pour nous empêcher, à Isabelle Robard et à moi, de nous y exprimer. Après nous avoir invités sur leur plateau, plusieurs animateurs décommandent les uns après les autres. La faute à... l'actualité trop riche, bien sûr. Malgré tout, grâce au soutien courageux des journalistes de *Télé Matin* sur France 2, du *19-20* de FR3, de *Elle, Psychologies, Marie-France, Santé Magazine, Belle Santé, L'Express* ou encore *Avantages* (j'en oublie bien sûr), le livre est un succès. L'idée qu'après tout les laitages aux doses conseillées par l'Afssa et le PNNS pourraient être nocifs fait lentement son chemin dans le public, et même les médecins se mettent à douter.

ENCORE DES MAUVAISES NOUVELLES

D'autant que les révélations de *Santé, mensonges et propagande* sont confirmées. Dans le courant de l'année 2004, des chercheurs japonais publient une étude au titre sans équivoque : « *La consommation de lait est un facteur de risque pour le cancer de la prostate.* »[91] Ils ont analysé les résultats combinés de 11 études épidémiologiques de type cas-contrôle, publiées entre 1984 et 2003. Les hommes atteints d'un cancer de la prostate sont ceux qui ont consommé le plus de laitages. Par rapport à un petit consommateur de lait, yaourts et fromages, leur risque de cancer est augmenté de 70 %.

L'année suivante, en mars 2005, des chercheurs de l'université Tufts (Boston) publient une méta-analyse restreinte à 12 études prospectives, c'est-à-dire qu'ils ont cherché à dégager une tendance générale de ces études. Conclusion logique : les hommes qui ont consommé le plus de laitages et de calcium ont un risque modérément plus élevé de cancer de la prostate que ceux qui en consomment le moins. Pour les cancers avancés, le risque est augmenté d'un tiers chez les plus gros consommateurs de laitages et de 46 % chez les gros consommateurs de calcium.[92]

Encore, cette méta-analyse est-elle restreinte à 12 études prospectives. Elle ne prend pas en compte les autres études épidémiologiques ni surtout les résultats d'une nouvelle étude américaine parue en mai 2005.

En mai 2005, en effet, une seizième étude vient alourdir l'atmosphère. Des chercheurs des NIH (*National Institutes of Health*, l'Inserm américain) ont suivi 3612 hommes de 1982-1984 à 1992. Par rapport aux personnes qui ne consommaient pas de laitages ou en consommaient le moins, les personnes qui consommaient le plus de laitages avaient un risque de cancer de la prostate multiplié par 2,2. Les auteurs, visiblement ébranlés par ce qu'ils ont trouvé, écrivent : « *L'observation que les laitages puissent augmenter le risque de cancer de la prostate est troublante compte tenu des recommandations actuelles pour consommer plus de calcium et de la promotion agressive des laitages comme source de calcium.* » [93] Dans cette étude, le calcium alimentaire, dont on nous rebat les oreilles est également associé à un risque de cancer multiplié par 2,2.

COUP DE GRISOU SUR LE RAYON « FRAIS » DES SUPERMARCHÉS

L'industrie doit réagir. Le Centre d'information de l'industrie laitière décide alors d'utiliser la caisse de résonance que représente le Medec

2006 – le salon annuel de la médecine – pour tordre le cou à la rumeur qui enfle et pour rassurer médecins, buveurs de lait et amateurs de yaourts. Elle organise à grands frais le 15 mars un symposium intitulé *Lait et santé : rumeurs, vérités et actualités scientifiques.* Quatre médecins dont trois chefs de service ayant pignon sur rue sont recrutés pour badigeonner de rose les études scientifiques. Comme le Pr Patrice Fardellonne, du CHU d'Amiens, qui, selon ses propres déclarations à la Haute Autorité de Santé – mais pas aux journalistes et aux médecins venus l'écouter ce jour-là – a des liens « durables et permanents » sous la forme de « contrat de travail, collaboration régulière » avec la société Candia et le CERIN, une émanation, comme on l'a vu, du Centre d'information de l'industrie laitière. Mission des quatre professeurs Lactos : se moquer des oiseaux de mauvais augure – votre serviteur et Isabelle – et les faire passer pour des charlatans et des gourous.

D'entrée de jeu, faisant référence à la « rumeur » qui enfle, le Pr Fardellonne pose cette question à l'assistance : « *Savez-vous pourquoi les dinosaures ont disparu ?* » Réponse du bon professeur : « *à cause de l'apparition des mammifères, car alors les sauriens se sont mis à boire du lait qui est, chacun sait, un poison violent.* » Voyez comme on a de l'humour dans le yaourt !

Arrive évidemment la question du cancer et des laitages. On a bien sûr exhumé pour les journalistes l'incroyable rapport du PNNS de 2003 qui est le seul rapport de toute la communauté scientifique à dédouaner les laitages. Certains journalistes vont tomber dans le panneau. Voici par exemple ce qu'en rapporte, avec un admirable sens critique, le journaliste d'un grand hebdomadaire : « *Et bien sûr, pour finir, le lait serait un facteur de multiplication des cancers (...). Scientifiquement peu documentées, la plupart de ces accusations apparaissent tellement énormes que, dans un style inhabituel pour un rapport officiel, un document du PNNS parle d'« idées fausses véhiculées par quelques gourous pseudoscientifiques.* » *Des idées farfelues que les « vrais » chercheurs {entendez les professeurs Lactos, NDA} sont contraints de démolir une par une.* »

Malheureusement pour le CIDIL et les amis du lait, au moment précis où se tient à Paris la conférence du Medec, au moment où ce grand hebdomadaire, qu'on a connu plus regardant sur ses sources, donne la parole aux « vrais » chercheurs, au moment où tout ce beau monde, pour écarter les soupçons de cancer, s'abrite derrière l'avis très imprudent du PNNS et de son patron, celui-ci est contraint de leur faire une grosse infidélité.

LE YAOURT ET LE CANCER

En 1994, le Dr Serge Hercberg, aujourd'hui à la tête du PNNS, a lancé une étude baptisée SU.VI.MAX, dont l'objectif était de tester l'hypothèse selon laquelle une alimentation riche en antioxydants peut prévenir cancers et maladies cardiovasculaires. L'étude a suivi pendant 8 ans 13 017 hommes et femmes dont une partie consommait des compléments antioxydants, une autre partie un placebo. Mais elle a aussi recueilli des données détaillées sur l'alimentation et le mode de vie des participants. A l'issue de l'étude, en 2003, le Dr Hercberg et son équipe ont voulu savoir si certains aliments étaient associés au risque de cancer de la prostate. Pour cela ils ont comparé le régime habituel des hommes diagnostiqués avec un cancer de la prostate au cours de l'étude à celui des hommes en bonne santé. Les résultats sont cruels pour le PNNS et son responsable et plus encore pour ceux qui finançaient l'étude c'est-à-dire Candia, Danone et le Centre d'information de l'industrie laitière.

En mars 2006, le *British Journal of Nutrition* publie les résultats de cette étude. Les chercheurs ont observé un risque accru de cancer de la prostate chez les hommes qui consommaient le plus de laitages et de calcium par rapport à ceux qui en consommaient le moins. Pour l'ensemble des laitages, le risque est modérément élevé (+ 35 %) ; en revanche pour le calcium, ce risque est multiplié par 2,4. Parmi les laitages, ce sont les yaourts qui poseraient le plus de problème, avec un risque de cancer qui augmente de 60 % chaque fois qu'on consomme un yaourt en plus (125 g).

Largement commentés en Grande-Bretagne et aux Etats-Unis, les résultats de cette étude ne seront publiés en France que sur le site de *LaNutrition.fr*.

IGF-1 ET VITAMINE D : L'ENQUÊTE POLICIÈRE

Pendant ce temps, à Harvard, on aimerait bien connaître la réponse à une question : les laitages sont massivement consommés aux Etats-Unis depuis plusieurs décennies. Si le lait favorise le cancer de la prostate, pourquoi le pic de cancers n'est-il pas apparu plus tôt ?

La réponse n'est possible que si l'on a clairement identifié le mécanisme par lequel les laitages provoquent des cancers. Walter Willett pense que l'explication se situe au niveau de l'IGF-1. Ed Giovannucci soupçonne les laitages de conduire au cancer de la prostate parce qu'ils font baisser notre arme anti-cancer naturelle, la vitamine D active qu'on appelle calcitriol. Tous deux ont raison.

La vitamine D est anti-cancéreuse parce qu'elle est capable de ramener une cellule précancéreuse dans le droit chemin. Encore faut-il qu'il y en ait assez dans les organes. Or, quand on consomme des laitages, on a moins de vitamine D.

Pourquoi a-t-on des taux bas de vitamine D active lorsqu'on consomme des laitages ? D'abord, parce qu'ils contribuent à un environnement acide et que dans un tel environnement, l'enzyme des reins qui fabrique cette forme de vitamine D protectrice ne fonctionne plus correctement. Ensuite, parce qu'ils apportent des quantités invraisemblables de calcium à l'organisme. La vitamine D active contrôle le niveau de calcium dans le sang : celui-ci ne doit ni trop baisser ni trop augmenter. S'il y a trop de calcium dans le sang, le niveau de vitamine D active diminue, s'il n'y en a pas assez, il augmente.

Donc lorsque vous mangez 3 à 4 laitages par jour, le niveau de vitamine D active reste durablement bas, parce que vous entretenez une charge acide nette et parce que vous consommez trop de calcium. Comme des cellules deviennent à chaque instant précancéreuses, la protection qu'offre la vitamine D vis-à-vis de ces « accidents » risque de vous faire défaut.

Et l'IGF-1 dans tout ça direz-vous ? La vitamine D aide à contrôler la quantité d'IGF-1 actif en favorisant sa liaison à une protéine. Plus il y a de vitamine D, moins l'IGF-1 peut exercer ses effets proliférateurs.[94] Or les laitages ont deux inconvénients : ils font baisser la vitamine D et en même temps augmentent le niveau d'IGF-1. Résultat : il n'y a plus assez de notre ange gardien, la vitamine D, pour à la fois empêcher une cellule précancéreuse de devenir cancéreuse et pour contenir la puissance proliférative de l'IGF-1.

Comme l'a montré Ed Giovannucci, les personnes dont les taux d'IGF-1 sont supérieurs à la normale ont un risque de cancer avancé de la prostate multiplié par 5,1. S'ils ont aussi, par manque de vitamine D, des taux bas de la protéine qui inactive l'IGF-1, alors leur risque de cancer avancé est multiplié par 9,5.[95]

Lorsqu'on consomme beaucoup de calcium, le taux de vitamine D active reste durablement bas laissant le champ libre à l'IGF-1 pour stimuler la multiplication des cellules.

Si ce mécanisme est le bon, reste à savoir pourquoi le cancer de la prostate fait plus de victimes aujourd'hui qu'hier. Pourtant les Américains ne consomment pas plus de laitages qu'autrefois : depuis 35 ans, leur consommation est stable, avec un recul du lait liquide et une augmentation des yaourts et des fromages. Deux explications sont possibles : un ou plusieurs autres facteurs environnementaux qui n'ont rien à voir avec les laitages, ou quelque chose dans le lait d'aujourd'hui qui n'y était pas autrefois.

C'est une vraie enquête policière qui commence. Les chercheurs de Harvard penchent pour la deuxième hypothèse, mais comment connaître la composition du lait d'il y a deux ou trois décennies ? Le coup de chance vient quand ils apprennent de leurs collègues de l'université Tufts de Boston, qui dépend du ministère de l'Agriculture, que le ministère conserve des échantillons de lait de vache des années passées.

Harvard les fait analyser. Par rapport au lait contemporain, ces échantillons de lait prélevés dans le passé ne renferment pas moins de composés, pesticides, dioxines ou autres, en tous cas pas à des niveaux qui justifieraient des différences d'activité biologique. Mais il y a une différence, et elle est de taille : le lait vendu aujourd'hui contient significativement plus d'IGF-1 qu'autrefois, même lorsque les vaches n'ont pas reçu d'hormone de croissance. Jusque dans les années 1980, le lait de vache renferme en moyenne moins de 3 ng/ml d'IGF-1. Mais les mesures les plus récentes font apparaître des taux jusqu'à 10 fois plus élevés.[96]

QUE S'EST-IL PASSÉ ?

Selon Walter Willett, plusieurs facteurs expliquent que les laitages que vous achetez aujourd'hui contiennent plus d'IGF-1 que ceux que vos parents achetaient. Les producteurs de lait ont peu à peu sélectionné des races de plus en plus productives comme les Holstein. Dans ces races, les sélectionneurs ont aussi favorisé la reproduction des individus qui fournissaient le plus de lait et la reproduction des mâles dont les filles donnaient le plus de lait. Dans ces animaux-là le niveau des facteurs de croissance est amplifié.

Les pratiques actuelles ont pu elles aussi influencer l'IGF-1 du lait. Les vaches reçoivent une alimentation beaucoup plus énergétique qu'autrefois parce que les producteurs se sont aperçus qu'ainsi elles produisaient plus de lait. Elles sont aussi traites plus souvent. Tout cela a un impact sur le niveau d'IGF-1 retrouvé dans le lait.

En fait, la production laitière d'aujourd'hui n'a plus grand-chose à voir avec celle du début du XXe siècle. A l'époque une vache donnait 3 à 4 litres de lait par jour. Mais dans les années 1950, les éleveurs et les producteurs avaient déjà trouvé le moyen de leur faire rendre 6 à 7 litres. Aujourd'hui, une vache donne en moyenne plus de 20 litres, mais les troupeaux les plus performants peuvent produire le double et, dans ces troupeaux, quelques individus sont capables de donner plus de 80 litres chaque jour !

Entre 1961 et 1998 une Holstein a augmenté sa production quotidienne de lait de près de 16 litres. Ce résultat est dû à une combinaison de sélection génétique et d'optimisation de l'alimentation et de la traite. La sélection génétique interviendrait pour 30 à 40 % dans cette belle performance. Aux Etats-Unis, cette sélection génétique a commencé en 1905 avec un programme baptisé Amélioration du troupeau des vaches (*Dairy Herd Improvement*). En 1950, le programme suivait 40 000 troupeaux et 1 million de vaches.

Le programme relève la production de chaque vache et classe les mâles de la lignée selon leur capacité à transmettre les caractères génétiques qui font une bonne laitière. L'insémination artificielle, mise au point en 1938, puis la congélation du sperme, maîtrisée dans les années 1950, ont largement contribué à l'amélioration de la production laitière.

En France aussi la sélection est à l'œuvre depuis la fin du XIXe siècle. Des races de vaches laitières sont créées à partir de races locales comme la Montbéliarde, la Normande, la Frisonne, la race d'Abondance. Sous l'égide des Sociétés d'agriculture locales, des *herd books* sont créés : on y recense les origines et la généalogie des plus belles bêtes pour améliorer le rendement des troupeaux. Selon l'INRA, « *même s'il en est peu conscient, le bénéficiaire final en est le consommateur, qui a vu, en termes de pouvoir d'achat, le prix du litre de lait régresser de façon spectaculaire depuis la dernière guerre* ». [97]

Le consommateur, cet ingrat, n'est pas plus conscient du fait qu'il bénéficie aussi d'un apport accru en IGF-1 !

DES NUTRITIONNISTES ÉBLOUIS PAR LE LAIT ET L'IGF-1

Alors que leurs confrères d'Europe (lire entretien page 137) et des Etats-Unis s'inquiètent de la croissance récente de la taille chez les adolescents parce qu'elle reflète des taux anormalement élevés d'IGF-1, des spécialistes français de nutrition béniraient presque les laitages de faire grandir ainsi nos enfants. Ainsi, cette chercheuse du CNRS qui, dans un colloque récent, met ainsi en garde les parents qui ne bourrent pas leurs enfants de produits laitiers, c'est-à-dire les parents raisonnables et responsables : « *Les effets négatifs de la déficience d'apport en calcium ou en produits laitiers chez les enfants et les adolescents, dit-elle, ne semblent pas se limiter à un défaut de minéralisation osseuse. Une étude vient en effet de montrer une relation positive entre la consommation de lait chez les enfants et les adolescents et la taille adulte.* » Et de lister, parmi les nutriments bénéfiques du lait... l'IGF-1.[98] A l'en croire, un enfant plus grand bénéficierait d'un avantage sur un enfant plus petit. Mais quel avantage ? Mystère. Les défenseurs des laitages, dont fait visiblement partie cette chercheuse, expliquent pourtant que si les Scandinaves ont un risque plus élevé de fractures d'ostéoporose après 50 ans, c'est parce qu'ils sont... plus grands. Admettons. Mais pourquoi sont-ils plus grands ? Parce qu'ils ont consommé beaucoup de laitages dans l'enfance ! [99]

Au cours du même colloque, cette chercheuse en vue a aussi affirmé que « *les produits laitiers apportent une charge alcaline qui réduit l'excrétion urinaire de calcium* », ce qui est évidemment le contraire exact de ce que font les laitages.

Mais l'IGF-1 n'est pas le seul facteur de croissance à avoir été affecté par la course effrénée au profit. Les chercheurs de l'université de Yamanashi au Japon cherchent eux aussi à comprendre pourquoi les cancers qui dépendent des hormones sont à la hausse dans tous les pays qui se convertissent aux bienfaits des laitages. Ils accusent le lait de véhiculer des quantités considérables d'hormones femelles, les estrogènes.[100] « *Nous pensons que le lait est le principal pourvoyeur d'estrogènes à l'homme. Mais quand nous disons cela,* m'a expliqué le Pr Akio Sato, *on nous rétorque que l'homme boit du lait depuis plus de 2000 ans sans risque apparent. Ce qu'on oublie de dire, c'est que le lait qui est consommé aujourd'hui est bien différent de celui qu'on trouvait il y a encore 100 ans. A l'époque les vaches n'étaient pas traites pendant la gestation. Aujourd'hui, elles le sont et elles continuent de produire du lait dans la deuxième moitié de leur gestation au moment où les concentrations d'estrogènes dans le sang – et donc dans le lait – sont les plus élevées.* » Le Pr Akio Sato a rapproché les incidences de cancers du sein, des ovaires et du corps utérin des pratiques alimentaires dans 40 pays. Résultats : l'incidence de cancer du sein est fortement associée à la consommation de viande, puis de lait et de fromage. Le cancer des ovaires, lui, dépend étroitement de la consommation de lait, mais aussi de graisse animale et de fromage. Lait et fromage sont à eux deux les déterminants les plus nets de l'incidence du cancer des ovaires. Le lait, encore lui, est associé à l'incidence du cancer du corps utérin, suivi par le fromage. « *Nous sommes particulièrement inquiets des effets à long terme d'une consommation régulière de lait et de laitages,* dit le Pr Sato, *parce que ce lait que l'industrie nous propose aujourd'hui renferme beaucoup trop d'estrogènes et de progestérone, deux hormones féminines.* »

APRÈS LA PROSTATE, LES TESTICULES ?

Les hommes qui mangent de grandes quantités de fromage ont un risque plus élevé de cancer des testicules, selon une étude canadienne de 2003. Ce cancer, encore rare, a progressé ces dernières années au même rythme que la consommation des laitages. Au Canada, son incidence a augmenté de 50 % en 30 ans. Les scientifiques canadiens ont comparé les habitudes alimentaires de 686 patients et celles de 744 personnes en bonne santé. Résultat : les gros consommateurs de laitages, et surtout de fromages avaient un risque bien plus élevé que ceux qui en mangent peu. Ce risque est augmenté de 87 % pour les amateurs de fromage. Il pourrait être dû à la présence d'hormones femelles – des estrogènes – dans les laitages.[101] Au moment où l'étude canadienne était publiée, des chercheurs chinois, qui s'appuyaient sur les modes alimentaires et les taux de cancers de la prostate et des testicules de 42 pays, arrivaient à des conclusions similaires : la consommation de fromage est associée à un risque accru de cancer du testicule, celle de lait à un risque de cancer de la prostate. Les Chinois expliquent que les vaches sont aujourd'hui traites pendant leur gestation, ce qui se traduit par des taux anormalement élevés d'hormones femelles dans le lait et les laitages. [102]

SI VOUS N'AVEZ NI PROSTATE, NI TESTICULES, ALORS VOUS AVEZ DES OVAIRES

Si les chercheurs de Harvard ont les yeux fixés sur la prostate des buveurs de lait, ils n'oublient pas les ovaires des buveuses. Au début des années 1990, ils ont rapporté que les femmes qui boivent le plus de lait ont un risque accru de cancer des ovaires. Selon eux, des taux élevés de galactose, un sucre issu de la digestion du lactose (le sucre du lait), seraient toxiques pour ces organes féminins. Plusieurs études ont depuis testé cette hypothèse. « *Les preuves ne sont pas concluantes*, m'a confié le Pr Willett au début de 2004, *mais je pense qu'un lien positif entre galactose et cancer des ovaires apparaît trop souvent pour qu'on ignore la possibilité que le galactose puisse être dangereux.* »

En novembre 2004, justement, Susanna Larsson et des chercheurs suédois du *Karolinska Institute* de Stockholm ont publié une étude portant sur plus de 60 000 Suédoises. Selon les Suédois, les femmes qui boivent régulièrement du lait (4 laitages et plus par jour) ont plus de risque de cancer des ovaires que celles qui en boivent peu. [103]

En février 2006 l'école de santé publique de Harvard a publié les résultats d'une analyse combinée de 12 études épidémiologiques. Les conclusions de cette analyse sont plutôt rassurantes pour les femmes qui consomment des laitages, mais les chercheurs ont tout de même observé que celles qui avalent plus de 30 g de lactose par jour, soit 3 verres de lait et plus, voient leur risque de cancer s'élever modérément (+ 20 %) par rapport à celles qui en consomment moins de 10 g. Ils écrivent en conclusion : « *une élévation modeste du risque de cancer des ovaires a été observée à un niveau qui correspond à 3 portions de lait par jour, ou plus. Sachant que les nouvelles recommandations alimentaires conseillent ce niveau d'apport quotidien en laitages, la relation entre consommation de produits laitiers et risque de cancer des ovaires à ce niveau d'apport mérite d'être examinée de près.* » [104]

« EN ÉVITANT LE LAIT, VOUS RÉDUIREZ VOTRE RISQUE DE CANCER. »

UN ENTRETIEN AVEC LE PR JEFF HOLLY, de l'université de Bristol (Royaume-Uni).

LE PR JEFF HOLLY, DE L'UNIVERSITÉ DE BRISTOL (ROYAUME-UNI), EST VICE-PRÉSIDENT DE LA SOCIÉTÉ INTERNATIONALE DE L'IGF, ET L'UN DES EXPERTS MONDIAUX DE CE FACTEUR DE CROISSANCE. SELON LUI, TROP D'IGF-1, CE N'EST PAS VRAIMENT SOUHAITABLE. QUANT AUX LAITAGES...

Qu'est-ce que l'IGF ?

Pr Jeff Holly : IGF signifie *insulin-like growth factor*. Comme l'insuline, c'est une petite protéine. C'est l'une des hormones protéiques les plus concentrées dans le sang. Le sang renferme des quantités d'IGF mille fois plus élevées que la plupart des autres hormones protéiques. Cet IGF a des effets profonds sur la croissance et le métabolisme. Il est présent chez chacun de nous et il s'agit clairement d'une hormone-clé, influençant de nombreux aspects de notre santé. Par exemple, les effets de l'hormone de croissance sur la croissance des enfants passent par les IGFs. Il y en a de deux types, l'IGF-1 et l'IGF-2, mais ils sont toujours présents avec d'autres protéines, les IGFBP-1 à -6, et ils activent un certain nombre de récepteurs dont l'IGF-1R, l'IGF-2R ainsi que le récepteur de l'insuline. Elucider leurs rôles complexes, c'est l'une des frontières de l'endocrinologie.

Comment le fait de boire du lait influence-t-il les niveaux d'IGF ?

Le lait contient un grand nombre d'hormones et de facteurs de croissance dont l'IGF, mais lorsque nous buvons du lait, une grande partie de ces facteurs de croissance est digérée. Une petite partie, protégée dans l'intestin par une protéine du lait, la caséine, parvient dans notre circulation sanguine. Ce n'est pas, cependant, la seule manière par laquelle le lait augmente le niveau d'IGF dans le sang. Le cocktail d'hormones, de petites protéines et d'acides aminés du lait stimule notre propre production d'IGF, le résultat net étant que les niveaux d'IGF-1 dans le sang augmentent lorsque vous buvez du lait. Pour placer ceci dans un contexte, si vous avez entre 20 et 30 ans, vous avez normalement quelque chose comme 170 ng/ml d'IGF-1 dans le sang. Mais si vous consommez beaucoup de produits laitiers, votre niveau d'IGF-1 se situe plutôt autour de 200 à 210 ng/ml. Et si vous ne buvez jamais de lait, il se situe autour de 130-140ng/ml. Les niveaux IGF-1 sont plus élevés pendant l'adolescence, puis ils diminuent rapidement à l'âge adulte.

Dans ce graphique, par exemple, vous voyez les niveaux d'IGF-1 chez des hommes, âgés de 50 à 70 ans, selon leur consommation de lait. Par rapport à ceux qui boivent un verre de lait par jour, les hommes qui en boivent deux, ont un taux d'IGF-1 plus élevé d'environ 25 ng/ml. C'est une augmentation hautement significative.

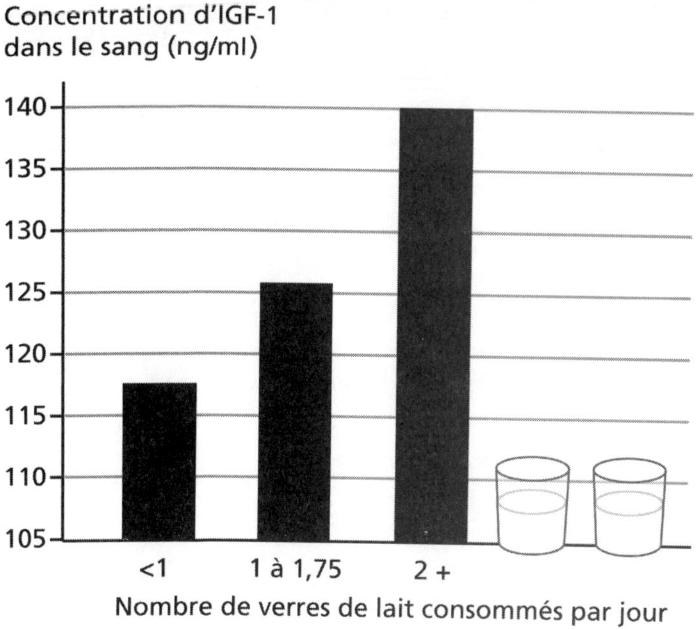

Variation du niveau d'IGF-1 en fonction de la consommation de lait

Cette élévation de l'IGF-1 due au lait augmente-t-elle le risque de cancer ?

Il est important de se rendre compte que l'IGF-1 est essentiel. C'est l'un des messagers hormonaux les plus importants dans le corps. Si vous en avez trop peu, vous pourriez avoir un risque accru de maladie cardiovasculaire, de diabète de type 2, d'ostéoporose et de déclin cognitif. Mais si vous en avez trop, votre risque de cancer du sein, de la prostate et de cancer colorectal augmente certainement. Nos études, et celles d'autres chercheurs à Harvard et à Montréal, ont prouvé que les personnes dont les taux sanguins d'IGF-1 se situent dans le quart supérieur ont un risque de ces cancers multipliés par trois ou quatre. Ce niveau de risque accru est du même ordre que celui de développer une maladie cardiovasculaire à cause d'un niveau de cholestérol élevé.

Dans le cas du cancer du sein, le lien avec l'IGF-1 est plus fort pour les cancers qui apparaissent avant la ménopause que pour ceux qui se déclarent après. Ce que nous ne savons pas encore c'est dans quelle mesure le risque est fixé à la puberté, ou durant toute la vie. Les deux peuvent être importants ce qui voudrait dire que ce n'est peut-être pas une bonne idée de consommer trop de lait pendant la puberté et à l'âge adulte.

Le lien entre la consommation de lait et le risque de cancer apparaît clairement dans les études de population. Ce graphique, par exemple, montre la corrélation entre la consommation moyenne de lait dans un pays et le risque de cancer prostatique. Des associations semblables existent pour le cancer du sein.

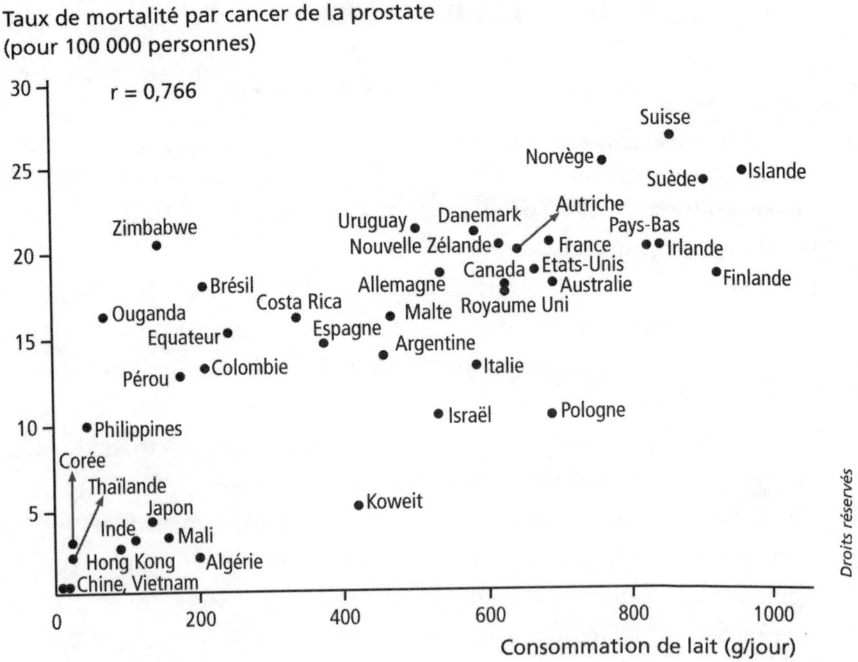

Mortalité par cancer de la prostate en fonction de la consommation de lait

Nous savons également qu'il y a un rapport direct entre l'augmentation des niveaux IGF-1 et celle des niveaux du PSA, qui est un indicateur de la taille de la prostate chez l'homme âgé.

Les cancers du sein comme ceux de la prostate sont en augmentation. Les gènes, nous le savons, n'expliquent que 2 à 5 % du risque, donc le reste est lié à des facteurs environnementaux. Le lien direct entre l'IGF-1 et les risques de cancer du sein et de la prostate, nous fait suspecter une responsabilité alimentaire, en particulier la consommation de laitages, et, à un moindre degré, celle de protéines animales, qui a également pour effet d'augmenter l'IGF-1. Ce sont des suspects probables. Nous voyons maintenant des associations entre la croissance rapide de la taille chez les filles, un régime riche en protéines animales et un risque accru de cancer du sein.

Comment des niveaux élevés d'IGF-1 augmentent-ils le risque de cancer ?

Le cancer est initié par des dommages à l'ADN, par exemple à cause du tabac ou d'autres sources d'oxydants ou de carcinogènes. De tels dommages à l'ADN se produisent à tout moment et sont habituellement réparés. S'ils ne sont pas réparés, car la cellule commence à se comporter de travers, elle est programmée pour se suicider. Cela s'appelle l'apoptose. Dans la plupart des cancers quelque chose entrave le processus de réparation ou celui de l'apoptose. L'IGF-1 en excès empêche l'apoptose des cellules cancéreuses de la prostate et du sein, ainsi les cellules de cancer survivent et prolifèrent. Dans le cas de ces cancers, il est probable que la suppression de l'apoptose des cellules cancéreuses est un facteur de risque beaucoup plus significatif que notre exposition générale aux carcinogènes.

Avez-vous un conseil à donner à ceux qui consomment du lait ?

Le lait est conçu pour combler un fossé entre la naissance et le développement par le bébé d'un système digestif mature, capable de tirer le maximum de bénéfice des nutriments de l'alimentation. Il est plein d'hormones complexes que l'on ne trouve dans aucun autre aliment. Cela n'a aucun sens de continuer à le boire à l'adolescence ou à l'âge adulte. Aucun autre mammifère ne boit de lait après le sevrage. Personnellement, je ne bois pas de lait et, sur la base de nos recherches, je ne conseille à personne avec un diagnostic de cancer du sein ou de la prostate d'en boire. Je ne conseillerais à personne, pour quelque raison que ce soit, de consommer de grandes quantités de laitages. Si vous pouvez vous procurer suffisamment de protéines, de vitamine D et de minéraux ailleurs, par exemple dans le poisson, les noix et les légumineuses, alors vous n'avez absolument pas besoin de lait et il est hautement probable qu'en l'évitant, vous réduirez votre risque de cancer. Il ne serait cependant pas sage d'éviter tout laitage sans augmenter la consommation d'autres aliments pour en remplacer les protéines, les vitamines et les minéraux.

Entretien réalisé par Patrick Holford.
www.patrickholford.com

LE LAIT QUI FAIT MAIGRIR (ENFIN... PRESQUE !)

> Le calcium laitier a des vertus insoupçonnées ! Il accélère l'utilisation des graisses comme source d'énergie et réduit la conversion de l'excès de glucides en graisses. En outre, une alimentation riche en calcium permettrait une meilleure stabilisation du poids après un régime amaigrissant.
>
> CIDIL

VOUS QUI CHERCHEZ À MAIGRIR, et si vous consommiez du calcium ? Beaucoup de calcium, laitier de préférence ! En France, c'est Nestlé, qui en 2005 a ouvert aux laitages ce nouveau créneau lucratif en lançant *Sveltesse Secret pour la Ligne* (sic), un yaourt… enrichi en calcium, un peu comme si on ajoutait de la graisse à votre beurre ou du fer à votre boudin ! Yoplait lui a aussitôt emboîté le pas avec Câlin, un fromage blanc lui aussi enrichi en calcium.

Le lancement de Sveltesse a été soutenu par une grosse campagne de pub télé. « *Des recherches récentes,* » dit une voix masculine « *montrent qu'un apport plus important en calcium laitier aide les personnes en surpoids à mieux contrôler leur ligne.* » Tiens, tiens… « *Des recherches récentes…* » C'est précisément ainsi que commencent les messages publicitaires de la société américaine General Mills pour ses yaourts Yoplait, la marque qu'elle distribue aux Etats-Unis : « *Des recherches récentes,* dit la publicité américaine, *montrent que les laitages comme Yoplait, peuvent vous aider à brûler plus de graisses et perdre plus de poids qu'en réduisant seulement les calories.* » Avec un zeste d'audace en plus, le même message que celui de Nestlé. Question : et si tout ce petit monde s'était mis d'accord à l'échelle planétaire pour faire entrer dans la tête des consommateurs une équation simple à retenir du genre : laitage + calcium = minceur, de la même manière qu'ils ont réussi à nous persuader que les laitages combattent l'ostéoporose ?

La piste, si on prend la peine de la suivre, mène à une réunion stratégique d'avril 2003 convoquée par le *National Dairy Council* américain (l'industrie laitière) et à laquelle participaient des représentants des grandes sociétés laitières. Au cours de cette réunion, il fut décidé de lancer une grande campagne sur le thème « *laitages et minceur* ». Nous y sommes.

Mais sur quelles « *recherches récentes* » cette campagne se fonde-t-elle ? Essentiellement sur les travaux d'un chercheur américain, le Dr Michael Zemel, de l'université du Tennessee à Knoxville. En tout, Zemel a conduit en tant qu'investigateur principal trois études qui ont conclu que les laitages font maigrir. Ces trois études sont bien sûr présentées en boucle dans les congrès sponsorisés par l'agro-business laitier, et valorisées comme il se doit auprès du corps médical. Disons-le tout net, elles sont épatantes !

DES ÉTUDES ÉPATANTES

La première étude de Michael Zemel en faveur du calcium laitier a été publiée en avril 2004 et a connu un grand retentissement médiatique. Dans cette étude, 32 personnes obèses ont reçu pendant 24 semaines une alimentation pauvre en calories (déficit de 500 calories ou kcal par jour) mais qui différait selon les groupes par la quantité de laitages et de calcium. Le premier groupe suivait un régime pauvre en laitages, le second un riche en laitages et le troisième un pauvre en laitages mais supplémenté en calcium. Chaque groupe comptait 11 à 12 personnes, un échantillon faible mais suffisant pour détecter une différence sur le plan statistique d'un groupe à l'autre. Voici les résultats : le groupe qui consommait le plus de laitages a perdu en moyenne 11,07 kg en 24 semaines (ce qui correspond à ce qu'on peut attendre d'un régime tout simplement pauvre en calories). Le groupe qui consommait peu de laitages n'a perdu que 6,6 kg. Le groupe qui prenait des suppléments de calcium a perdu 8,58 kg.[105] Cette étude a bien évidemment été utilisée par l'industrie laitière pour accréditer l'idée qu'en mangeant des laitages, on maigrit.

D'autant que d'autres bonnes nouvelles ont suivi ! Une seconde étude, publiée un an plus tard portait sur un groupe de 34 obèses soumis à un régime pauvre en calories. Seize des participants ont reçu pendant 12 semaines 400 à 500 mg de calcium par jour, les dix-huit autres 1 100 mg, fournis par des yaourts. Zemel rapporte que le groupe « yaourt » a perdu 4,43 kg de masse grasse en moyenne, contre 2,75 kg seulement dans le groupe sans yaourt. La masse maigre a été mieux préservée dans le groupe qui consommait des yaourts. Les membres du groupe « yaourt » ont perdu plus de graisse dans la partie supérieure du corps et notamment au niveau de l'abdomen.[106]

En juillet 2005, l'insatiable Michael Zemel a publié une nouvelle étude, cette fois chez des Noirs Américains. L'étude comportait deux phases. Dans la première, 34 personnes ont suivi pendant 24 semaines soit un régime pauvre en calcium (500 mg/j, avec un laitage quotidien), soit un régime riche en calcium (1 200 mg/j avec trois laitages). Il leur était demandé de ne rien changer à leur consommation de calories. Le poids corporel est resté stable dans les deux groupes, mais le régime riche en calcium/laitages s'est traduit par une diminution de la masse grasse d'un peu plus de 2 kilos et une augmentation de la masse maigre, alors que chez les personnes qui avaient suivi le régime pauvre en calcium/laitages on ne voyait aucun changement.

Dans la seconde partie de cette étude, Zemel a repris le schéma déjà utilisé dans ses précédents travaux : 29 personnes ont été placées en restriction calorique (-500 kcal par jour), une partie consommant un laitage par jour, l'autre partie trois laitages. Résultats : une perte de poids deux fois supérieure dans le régime le plus riche en calcium, et notamment davantage de masse grasse, tandis que la perte de masse maigre y était nettement réduite.[107]

LE COIN DES GRINCHEUX

Evidemment, il se trouve toujours quelques grincheux – dont votre serviteur, pour faire la grimace devant ce qui est présenté comme la « preuve » que les laitages font maigrir.

Pour commencer, ces « preuves » reposent en tout et pour tout sur une soixantaine de personnes. C'est à peu près le nombre des participants qui ont perdu du poids dans les études conduites par Zemel. Disons qu'il en faudrait un peu plus pour être convaincu, comme le montre l'anecdote suivante.

Il y a deux ans, ses « preuves » sous le bras, l'industrie laitière américaine est allée taper à la porte de la *Food and Drug Administration* des Etats-Unis (FDA), dont dépend la réglementation qui touche les aliments vendus sur le territoire américain. But de la visite : obtenir de l'agence gouvernementale qu'elle encourage ouvertement la population américaine à boire du lait et à manger des laitages « dans le but de perdre du poids. » Pas question, a répondu une commission d'experts, qui a critiqué le petit nombre de personnes enrôlées dans les études de Zemel. C'est pourtant sur des résultats obtenus avec 60 personnes que sont basées des campagnes publicitaires de plusieurs dizaines de millions d'euros de part et d'autre de l'Atlantique !

Car en réalité, avec ses trois études et ses 60 participants, Michael Zemel est désespérément seul dans le paysage scientifique. Aucun des chercheurs qui a tenté de reproduire ses résultats n'y est parvenu !

UN MÉCANISME INQUIÉTANT

Michael Zemel avance deux hypothèses pour expliquer que dans ses études le calcium laitier fait perdre du poids et de la masse grasse. Tout d'abord le calcium augmenterait l'élimination des graisses du repas. Mais la raison principale selon lui, se trouve au niveau du calcium intracellulaire. Paradoxalement, un régime alimentaire riche en calcium alimentaire se traduit par une baisse du calcium dans la cellule de graisse, l'adipocyte. Comment est-ce possible ? Lorsque vous consommez beaucoup de calcium, le taux de calcium sanguin s'élève. Parallèlement, les niveaux de vitamine D active et d'hormone parathyroïdienne diminuent. Or, ces deux hormones contrôlent le niveau de calcium intracellulaire : lorsqu'elles baissent, il baisse aussi. Moins il y a de calcium dans une cellule de graisse, moins elle accumule de lipides et plus elle en déstocke : la cellule « maigrit ». En apparence, une bonne nouvelle. Mais tout ce qui fait baisser le niveau de vitamine D active expose à un risque accru de cancer. C'est d'ailleurs ce mécanisme qui explique probablement pourquoi les gros consommateurs de laitages ont un risque de cancer de la prostate plus élevé que les autres.

LES LAITAGES NE FONT PAS MAIGRIR

En 2004, des chercheurs ont conduit une étude de 25 semaines auprès de 100 femmes enrôlées dans un programme de restriction calorique pour savoir si un supplément de calcium les ferait maigrir. Un groupe a avalé du calcium, l'autre un placebo. Il n'y a eu aucune différence significative entre les deux groupes.[108] Déjà, en 2001, une étude du même type portant sur 62 femmes et qui avait duré 3 mois, n'avait pu montrer qu'un supplément de calcium fait perdre plus de poids qu'un placebo.[109]

Toujours en 2004, des chercheurs australiens ont eux aussi conclu que le régime promu par Zemel ne faisait pas maigrir. Ils ont comparé chez 50 personnes en surpoids une alimentation pauvre en calories qui apportait pendant 12 semaines soit 500 mg de calcium par jour, soit 2 400 mg. Il n'y eut aucune différence de perte de poids entre les deux types de régime.[110]

En août 2005, des chercheurs de la Mayo Clinic de Rochester dans le Minnesota ont conduit une étude similaire à celle de Michael Zemel, à la différence qu'elle était beaucoup plus importante : 72 personnes obèses au lieu de la trentaine dans les études de Zemel, et une durée de 48 semaines, au lieu de 12 à 24 semaines. On doit attendre d'une telle étude, qui porte sur un plus grand nombre de personnes et dure plus longtemps, de fournir des résultats plus fiables que celles qui l'ont précédée. Michael Zemel était d'ailleurs collaborateur de cette étude, qui était financée par l'industrie laitière. Vous n'en avez pas beaucoup entendu parler dans les publicités de Nestlé et des autres parce qu'elle n'a donné aucun résultat : le groupe qui, en plus de manger moins de calories, suivait un régime avec 1 400 mg de calcium par jour n'a pas perdu plus de poids que celui qui recevait 800 mg de calcium.[111]

En octobre 2005, c'est une équipe de l'université du Vermont qui a publié ses propres conclusions. Ces chercheurs ont voulu

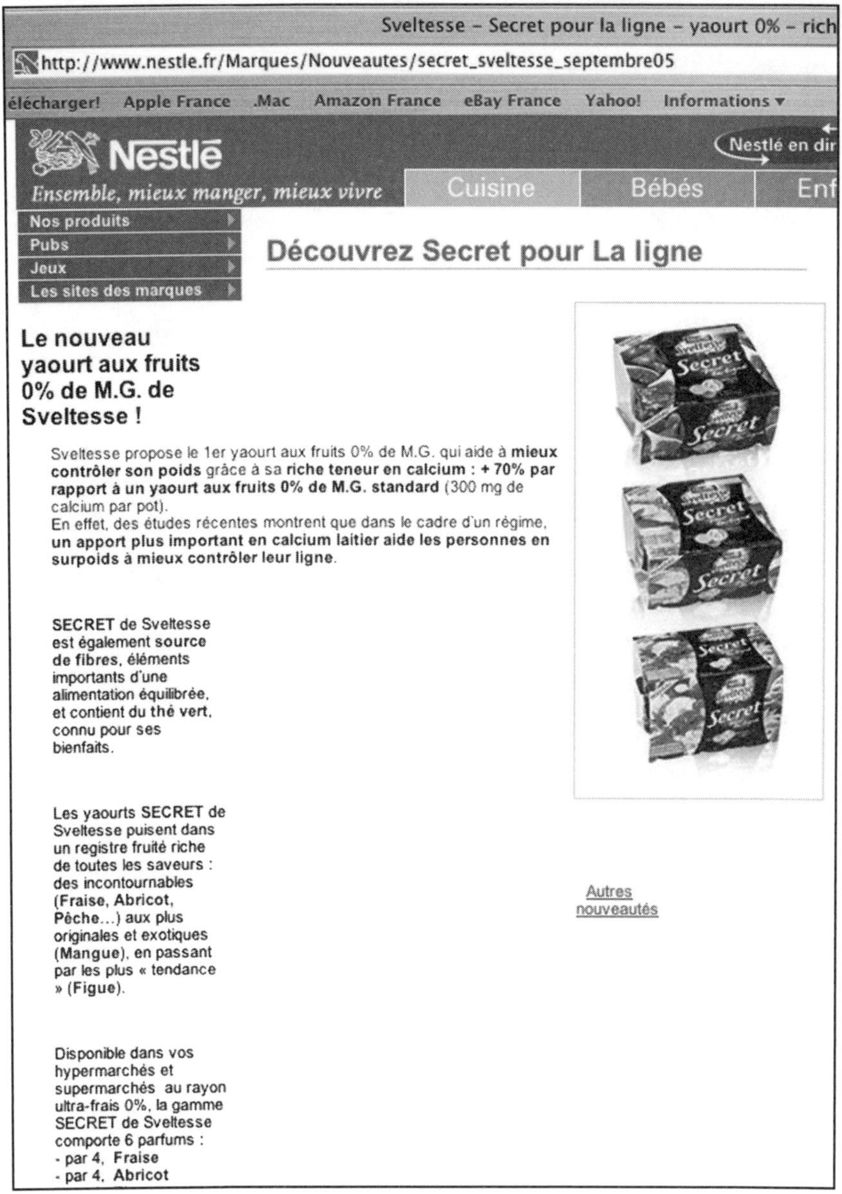

Sveltesse – Secret pour la ligne – yaourt 0% – rich

http://www.nestle.fr/Marques/Nouveautes/secret_sveltesse_septembre05

élécharger! Apple France .Mac Amazon France eBay France Yahoo! Informations ▾

Nestlé

Ensemble, mieux manger, mieux vivre

Nestlé en dir

Cuisine | Bébés | Enf

Nos produits
Pubs
Jeux
Les sites des marques

Découvrez Secret pour La ligne

Le nouveau yaourt aux fruits 0% de M.G. de Sveltesse !

Sveltesse propose le 1er yaourt aux fruits 0% de M.G. qui aide à **mieux contrôler son poids** grâce à sa **riche teneur en calcium : + 70% par rapport à un yaourt aux fruits 0% de M.G. standard** (300 mg de calcium par pot).
En effet, des études récentes montrent que dans le cadre d'un régime, **un apport plus important en calcium laitier aide les personnes en surpoids à mieux contrôler leur ligne**.

SECRET de Sveltesse est également source de fibres, éléments importants d'une alimentation équilibrée, et contient du thé vert, connu pour ses bienfaits.

Les yaourts SECRET de Sveltesse puisent dans un registre fruité riche de toutes les saveurs : des incontournables (Fraise, Abricot, Pêche...) aux plus originales et exotiques (Mangue), en passant par les plus « tendance » (Figue).

Disponible dans vos hypermarchés et supermarchés au rayon ultra-frais 0%, la gamme SECRET de Sveltesse comporte 6 parfums :
- par 4, Fraise
- par 4, Abricot

Autres nouveautés

Comment Nestlé présente sa gamme Secret pour la ligne (http://www.nestle.fr).

reproduire le schéma clinique des études de Zemel. Ils ont recruté 54 volontaires en surpoids et leur ont demandé de diminuer de 500 kcal par jour leur consommation de calories avant de les séparer en deux groupes : l'un qui consommait un laitage quotidien (soit 500 mg de calcium par jour), l'autre trois laitages (1 200 à 1 400 mg de calcium par jour).

Cette étude est beaucoup plus longue – donc plus fiable – que toutes celles publiées avant elle puisqu'elle s'est déroulée sur une période de 12 mois. Résultat : les personnes qui se sont contentées d'un seul laitage ont perdu un peu plus de poids que ceux qui en consommaient trois. Dans ce cas, les laitages ont fait grossir ceux qui en mangeaient le plus ! En fait, comme la différence n'est pas significative au plan statistique, cette étude conclut que les laitages n'ont eu aucun effet sur la perte de poids.[112]

Michael Zemel lui-même a mené, avant ses trois études positives, un essai clinique que j'ai eu un peu de mal à me procurer. L'étude qui a duré 12 semaines, a enrôlé 105 obèses répartis en trois groupes : l'un qui consommait peu de laitages, le second qui en consommait beaucoup et le troisième qui recevait des suppléments de calcium. Tous les participants suivaient en parallèle un régime pauvre en calories. Finalement, 68 personnes seulement sont allées jusqu'au bout de cette étude. Il n'y a eu aucune différence de perte de poids significative entre les trois groupes, ce qui revient à dire qu'en réalité ni les laitages ni le calcium n'ont fait mieux que la simple restriction énergétique. Cela explique peut-être que cette étude n'ait jamais été publiée dans sa totalité, seulement sous forme de résumé.[113]

DÉCIDÉMENT, LES LAITAGES NE FONT PAS MAIGRIR

A ces études au cours desquelles les participants suivaient un régime pauvre en calories, il faut ajouter la longue liste de celles dans lesquelles les calories n'étaient pas réduites. Le dossier « laitages = minceur » devient alors encore plus intéressant.

En 2003, Susan Barr, de l'université de Colombie-Britannique a analysé les résultats de 26 études de ce type : 9 avaient analysé les effets d'un supplément de laitages, 17, d'un supplément de calcium. Sur les 9 études, 7 n'ont pas trouvé qu'en mangeant plus de laitages on est plus mince. Seules 2 études ont conclu l'inverse. Sur les 17 études ayant utilisé des suppléments de calcium, 16 n'ont montré aucune différence entre la prise de suppléments et la prise d'un placebo. Enfin aucune des 10 études (sur 26) qui s'intéressaient à l'évolution de la masse grasse n'a trouvé que les laitages ou le calcium diminuent les graisses corporelles.[114]

En juin 2006, des chercheurs de l'université de York, au Royaume-Uni ont procédé à la même analyse, à partir des résultats de 13 études contrôlées. « *Le fait de consommer plus de laitages ou des suppléments de calcium ne permet pas de perdre du poids,* » ont-ils conclu.[115]

En mars 2005, examinant les effets des laitages sur l'obésité des enfants et des adolescents, deux chercheurs de l'université Tufts (Boston) ont rapporté que « *pris collectivement, les résultats des études ont échoué à démontrer un effet bénéfique des laitages sur le poids corporel des enfants et des adolescents.* »[116]

TOUJOURS PAS DE PERTE DE POIDS À L'HORIZON

Pour présenter un tour d'horizon complet, j'ai recherché les études épidémiologiques qui s'étaient penchées sur la question.

Dans ces études, contrairement aux études cliniques dont je viens de parler, on n'intervient pas directement sur le régime des participants. On se contente de les interroger sur leur alimentation, puis des statisticiens cherchent à savoir s'il y a un lien entre les réponses qu'ils ont données, ce qu'ils mangent habituellement et leur état de santé.

J'ai recensé 12 études épidémiologiques au cours desquelles avait été recherchée une association entre le poids corporel d'un côté et la consommation de laitages et/ou calcium de l'autre. Aucune de ces études n'a trouvé qu'en consommant plus de laitages (ou de calcium) on perdait du poids ou de la graisse. Au contraire, la dernière en date, publiée par l'Ecole de santé publique de Harvard et qui portait sur près de 20 000 hommes a conclu que les hommes qui ont le plus augmenté leur consommation de laitages ont gagné plus de poids que ceux qui ont réduit leur consommation.[117] La majorité de ces études ne trouvent d'ailleurs pas que les gros consommateurs de laitages sont plus minces.

En conclusion, sur 47 études cliniques et épidémiologiques portant sur la relation entre calcium ou calcium laitier et poids corporel, seules 5 études, dont 3 payées par l'agro-business laitier, ont conclu qu'en mangeant plus de laitages on perd du poids. En matière de preuves, on fait mieux.

DES QUESTIONS SANS RÉPONSE

Reste quelques questions. D'abord, comment expliquer que Zemel soit quasiment le seul à trouver que les laitages et/ou le calcium font maigrir, alors que les autres chercheurs font chou blanc ? Les trois études positives de Zemel ont été financées par l'industrie laitière et certains y voient une relation de cause à effet. Zemel se défend d'avoir voulu favoriser ses sponsors : « *L'idée que mon travail est biaisé parce qu'il a été financé par l'industrie est ridicule,* dit-il. *Il faudrait être stupide et risquer sa carrière pour laisser les sponsors dicter vos résultats.* » Soit. Reste qu'il est établi que les chercheurs dont l'étude est payée par des sociétés privées sont quatre fois plus enclins à publier des résultats favorables à leur sponsor que lorsque le financement est indépendant. Or les intérêts de Zemel dans l'histoire des laitages qui font maigrir ne se limitent pas aux 1,7 millions de dollars qu'il a reçus de l'industrie pour mener ses études (lire encadré).

Le 9 juin 2005, une association de médecins américains (*Physicians Committee for Responsible Medicine*) a tiré toutes les conséquences de ces « recherches récentes ». Elle a porté plainte contre plusieurs sociétés laitières pour « publicité mensongère ». Elle a été rejointe par plusieurs consommateurs, dont Catherine Holmes, une résidente d'Arlington. Alléchée par les promesses de la publicité, Holmes, 46 ans, explique qu'elle s'est lancée dans le régime « laitages » à la fin de l'année 2004 parce qu'elle voulait pouvoir porter une taille de robe en moins. Bien vu : avec ce régime, elle a gagné près de deux kilos.

Le 19 août 2005, la société Kraft a promis qu'elle arrêterait à l'avenir de prétendre dans ses publicités que les laitages font maigrir.

Dernière question : pourquoi, à ce jour aucune association de médecins – sans parler des autorités sanitaires et de la Direction générale de la concurrence, de la consommation et de la répression des fraudes, n'a demandé de comptes à Nestlé, aux autres membres du cartel laitier et aux nutritionnistes – qui continuent de nous assurer que les laitages font fondre les kilos ?

UN CHERCHEUR PRÉVOYANT

Michael Zemel est l'auteur de *The Calcium Key*, un livre grand public paru en 2004, dont le sous-titre promet : « *La découverte diététique révolutionnaire qui va vous aider à perdre plus vite des kilos.* » Zemel a surtout déposé en 2002 aux Etats-Unis un brevet (numéro 6384087) qui stipule qu'avec sa femme et un autre chercheur, il est l'auteur d'une invention très particulière : il déclare disposer des droits de propriété intellectuelle sur une méthode pour maigrir en – tenez-vous bien – mangeant des laitages. L'industrie laitière a acquis les droits exclusifs de « commercialiser » cette allégation, ce qui signifie que Zemel est financièrement intéressé à ces campagnes promotionnelles. Mais Zemel reste très discret sur le brevet qu'il a déposé. Il a publié en avril 2005 dans l'*International Journal of Obesity* une étude en faveur des laitages sans mentionner qu'il détenait un brevet dans ce domaine. Les éditeurs, prévenus après coup, n'ont pas apprécié. Ce qui a valu dans le numéro de novembre au chercheur américain une mise au point cinglante du journal, lui rappelant que les auteurs des articles sont tenus de rapporter tout conflit d'intérêt.

DIABÈTE ET SCLÉROSE EN PLAQUES, UNE MÊME ORIGINE ?

Rien, malgré le grand nombre d'études déjà publiées ne permet d'attribuer au lait un rôle particulier dans le risque de diabète (...).

Pr Michel Vidailhet
Hôpital d'Enfants CHU Nancy.
Lettre Objectif Nutrition de l'Institut Danone,
n°77, septembre 2005

Le lait de vache responsable d'une maladie gravissime de l'enfant. Verra-t-on bientôt ce titre à la une de la presse ? Quinze pays se sont associés pour lancer en mai 2002 une étude internationale, en partie financée par la Communauté européenne. Objectif de l'étude : vérifier si les enfants qui sont exposés trop tôt aux protéines de vache ont un risque plus élevé que les autres de développer un diabète insulino-dépendant qu'on appelle aussi diabète de type 1. C'est une maladie incurable de l'enfant au cours de laquelle le système immunitaire détruit les cellules β du pancréas qui fabriquent l'insuline – on parle de maladie auto-immune (lire encadré).

L'étude TRIGR (*Trial to Reduce IDDM in the Genetically at Risk*) va donc suivre pendant 10 ans plus de 2 000 enfants à risque élevé de diabète de type 1. Elle mobilise 76 centres hospitaliers coordonnés par l'université d'Helsinki, en Finlande. Les données sont analysées par un centre spécialisé, de l'université de Floride du sud, à Tampa.

Pendant les 6 à 8 premiers mois de leur vie, une partie des enfants sera nourrie (en plus du lait maternel) avec une formule lactée à base de lait de vache, une autre recevra une formule spéciale sans protéines de lait de vache.

« *Avec les résultats de l'étude attendus en 2012,* dit Hans Akerblom, l'un des responsables de TRIGR, *on devrait réussir à prouver si l'utilisation ou l'absence de produits à base de protéines de lait de vache pendant les premiers mois de la vie peut prévenir un diabète insulino-dépendant chez un enfant qui présente un haut risque génétique d'avoir cette maladie.* »

Cette perspective fait aujourd'hui trembler l'agro-business laitier et les nutritionnistes qui le soutiennent. Depuis plus de vingt ans, ils cherchent à étouffer par tous les moyens le plus petit commencement de débat sur une énigme qui mobilise endocrinologues et immunologistes dans une bonne dizaine de pays : l'origine de l'épidémie de diabète de type 1 dans les pays occidentaux et surtout dans les pays du nord de l'Europe.

Cette stratégie d'enterrement est si efficace qu'avant de lire ce livre, vous ne saviez probablement pas que les laitages sont en tête de liste des facteurs soupçonnés de contribuer au diabète de type 1.

LE DIABÈTE DE TYPE 1

Cette maladie très grave affecterait selon les estimations 180 000 à 250 000 Français. Le diabète se déclare souvent entre 8 et 16 ans. Les enfants de moins de 5 ans sont les plus touchés. Dans 15 % des cas, les patients diabétiques souffrent d'autres maladies auto-immunes : de la thyroïde (maladie de Hashimoto), de l'estomac (gastrite atrophique), de la peau (vitiligo), des surrénales (maladie d'Addison) ou d'autres organes. Comme dans la plupart des maladies, il existe des prédispositions génétiques, mais les gènes n'ont guère changé alors que la maladie progresse. En réalité, le diabète de type 1 est directement lié à des comportements alimentaires.

Il est en forte augmentation en Europe et aux Etats-Unis depuis la fin de la Deuxième Guerre mondiale. En Europe, l'incidence de la maladie a été multipliée par 5 à 6 chez les enfants de moins de 16 ans et rien ne laisse présager un ralentissement. L'incidence est plus forte dans les pays du nord que dans ceux du sud, puisque sur 100 000 enfants, plus de 40 sont atteints en Finlande, 20 au Royaume-Uni et 3 seulement en Macédoine. Mais l'incidence varie aussi selon le niveau de consommation de laitages. Un petit Finlandais a 40 fois plus de risque de développer un diabète qu'un petit Japonais, et 100 fois plus de risque qu'un enfant de la région de Zunyi en Chine.[118]

LA STRATÉGIE DE L'ÉCRAN DE FUMÉE

Chaque année, 12 enfants sur 100 000 présentent un diabète de type 1 et selon des projections récentes, le nombre des nouveaux cas devrait doubler d'ici 10 à 20 ans.

A ce jour, l'ensemble des données scientifiques disponibles – des dizaines d'études, tant chez l'animal que chez l'enfant – accuse le lait de vache, même si tous les détails ne sont pas parfaitement connus. Nous possédons des preuves du danger des protéines du lait de vache et nous avons identifié des mécanismes biologiquement plausibles qui peuvent expliquer pourquoi le lait de vache déclenche un diabète de type 1. Si vous n'en avez jamais entendu parler avant aujourd'hui, c'est que ces preuves scientifiques ont des conséquences financières potentielles littéralement colossales. Le site Internet du CIDIL, qui ne consacre que onze lignes au diabète de type 1, affirme que le lien entre lait et diabète n'est qu'une « *rumeur* ». Le CIDIL voudrait donc nous faire croire que c'est sur la foi d'une simple « *rumeur* » que des scientifiques lancent une étude internationale du calibre de TRIGR et que l'Union européenne en assure une partie du financement. Voilà qui en dit long sur la fiabilité des « informations nutritionnelles » que donne l'industrie laitière au grand public et aux médecins.

MAIS POURQUOI SUSPECTER LE LAIT DE VACHE ?

Tout d'abord, les protéines du lait de vache sont l'un des antigènes les plus puissants de l'alimentation humaine, c'est-à-dire qu'elles sont les molécules étrangères qui déclenchent la réponse la plus marquée du système immunitaire.[119] La composition du lait de vache est sensiblement différente de celle du lait humain. Il y a plus de protéines dans le lait de vache, en particulier plus de caséine. Les caséines du lait de vache sont au nombre de quatre. Toutes ont des différences de structure avec les caséines du lait humain. L'albumine et l'insuline sont elles aussi différentes. Enfin, une autre protéine, la β-lactoglobuline, présente dans le lait de vache n'existe pas dans le lait maternel.

Pour ces raisons, dès que notre organisme est en contact avec des protéines de lait de vache, il produit des anticorps dirigés contre ces protéines. Or, troublante coïncidence, les taux de ces anticorps sont plus élevés dans le diabète de type 1, mais aussi dans les maladies intestinales inflammatoires, la maladie cœliaque, l'eczéma.[120]

En particulier, les diabétiques de type 1 présentent des niveaux élevés d'anticorps à la β-caséine. [121]

Ensuite, les pays dans lesquels on consomme le plus de lait de vache sont les plus touchés par l'épidémie. [122, 123, 124]

Dans la plupart des études, les enfants qui avaient développé le diabète avaient été allaités moins longtemps et exposés plus tôt à des protéines de lait de vache.[125, 126, 127, 128, 129, 130, 131, 132, 133, 134, 135, 136] Les données disponibles en Norvège et en Suède expliquent bien l'augmentation considérable des cas de diabète de type 1 par la baisse de l'allaitement. [137]

Malgré tout, quelques études n'ont pas trouvé que les cas de diabète sont moins nombreux chez les enfants qui ont été allaités longtemps et un petit nombre d'études a mis en cause d'autres aliments que le lait de vache : les céréales, les légumes. Néanmoins aucune étude ne suggère que le lait de vache puisse protéger du diabète de type 1.

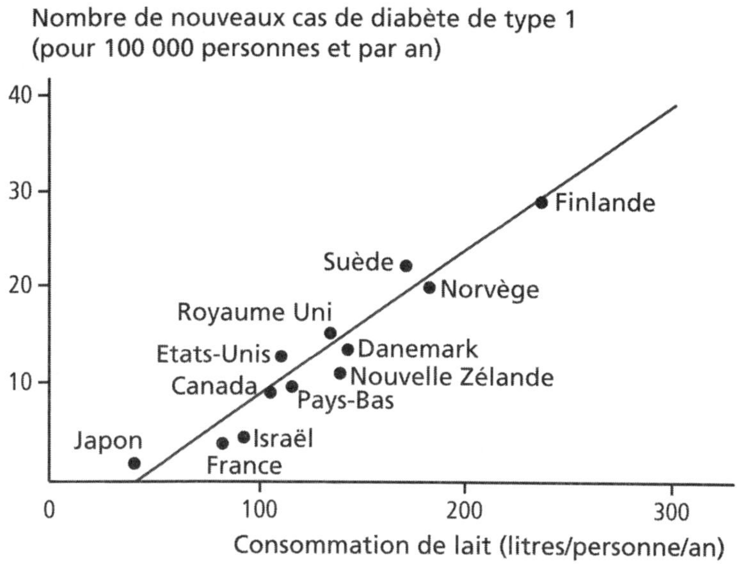

Incidence du diabète de type 1 dans différents pays en fonction de la consommation de lait d'après T. Colin Campbell : The China Study. *BenBella Books (Dallas), 2005.*

L'ÉTAU SE RESSERRE

La piste qui conduit du diabète aux laitages a réellement pris une dimension particulière lorsqu'en 1992 des chercheurs finlandais ont publié une étude dans le *New England Journal of Medicine*. Ils ont prélevé un peu de sang sur des enfants diabétiques, puis ils ont mesuré le niveau des anticorps dirigés par l'organisme contre l'albumine bovine, une protéine du lait. Ils ont fait de même avec des enfants en bonne santé et ont comparé les deux groupes.

Ce qu'ils ont trouvé est remarquable : les 142 enfants diabétiques avaient tous un niveau d'anticorps élevé. Les 79 enfants en bonne santé avaient tous un niveau d'anticorps bas. Conclusion des chercheurs : « *le diabète de type 1 pourrait bien être dû à des anticorps dirigés contre des protéines du lait* », ce lait que les enfants avaient consommé.[138]

Dans une étude pilote, des chercheurs finlandais ont montré que lorsqu'on donne à des enfants à haut risque de diabète de type 1, un lait dont les protéines ont été démantelées, ils développent moins d'auto-anticorps impliqués dans le diabète.[139]

Dans un rapport récent, l'Académie américaine de pédiatrie résume ainsi l'état des connaissances sur le sujet : « *l'exposition aux protéines de lait de vache peut être un facteur majeur dans l'initiation du processus de destruction des cellules β du pancréas* ».

COMMENT LE LAIT POURRAIT FAVORISER LE DIABÈTE

L'un des scénarios les plus plausibles pour expliquer l'augmentation du diabète de type 1 est celui-ci : dans chaque pays, des centaines de milliers de bébés ont été exposés trop tôt, depuis des décennies, à des protéines alimentaires.

Une majorité d'enfants a digéré complètement ces protéines,

mais une partie, probablement pour des raisons génétiques en a été incapable. Ces fragments de protéines mal digérés sont passés dans le sang. Le système immunitaire les a identifiés comme indésirables et s'est mobilisé pour les détruire. Comme certains de ces fragments ressemblent aux cellules du pancréas qui synthétisent l'insuline, le système immunitaire a dérapé et détruit ces cellules du pancréas, précipitant l'enfant dans un diabète de type 1 puisqu'il est désormais incapable de produire l'insuline.

Plusieurs aliments peuvent fournir ce type de protéines « étrangères » : céréales, légumes secs et surtout lait de vache (fournies par exemple par le lait artificiel), que des aliments apparus au moment de la transition agricole du néolithique, il y a moins de 10 000 ans. Les céréales ont été récemment incriminées[140] mais c'est surtout sur le lait de vache que se concentrent depuis de longues années les soupçons des chercheurs.[141]

Une variante de ce scénario est avancée par Outi Vaarala, un chercheur de l'Institut national de la santé de Finlande (Helsinki). Ses recherches suggèrent que l'exposition à l'insuline du lait de vache rompt la tolérance du bébé à sa propre insuline. L'insuline des bovins n'est pas tout à fait la même que celle des hommes. On s'est aperçu par accident qu'elle provoquait une réponse du système immunitaire. A l'époque, l'insuline bio-synthétique humaine n'avait pas encore été mise au point. Jusque dans les années 1980, tous les types d'insuline étaient extraits du pancréas de bœuf ou de porc. Lorsqu'on administrait de l'insuline bovine à des patients diabétiques, ils développaient des anticorps et selon le cas, des réactions allergiques ou des maladies auto-immunes. Par exemple, en 1987, des chercheurs français ont rapporté le cas d'une patiente qui avait reçu de l'insuline bovine pour traiter son diabète gestationnel. Elle était atteinte d'une urticaire sur le buste et dans le dos. La réaction a disparu lorsque les médecins ont substitué une insuline de synthèse à son insuline bovine.[142] Aujourd'hui, les diabétiques reçoivent de l'insuline humaine bio-synthétique, qui est fabriquée depuis 1982 par des micro-organismes, programmés pour produire une insuline identique à l'insuline humaine.

La réaction du système immunitaire à l'insuline bovine que contient le lait représente la réponse physiologique à un nouvel antigène de l'alimentation. Le problème, c'est que si l'insuline bovine est différente de l'insuline humaine, elle ne l'est pas de beaucoup : trois acides aminés. Donc la réponse immunitaire dirigée contre l'insuline bovine peut s'étendre à l'insuline humaine, c'est-à-dire la propre hormone de l'enfant. [143]

ET POUR LES PLUS GRANDS ?

Malgré son intérêt, l'étude TRIGR n'est pas conçue pour déterminer si le lait de vache, lorsqu'il est introduit un peu plus tard, peut présenter un danger pour le système immunitaire de certains enfants. En effet, on ignore aujourd'hui s'il existe un âge à partir duquel des protéines « étrangères » comme celles du lait peuvent être introduites en toute sécurité dans l'alimentation des enfants à risque. La plupart des spécialistes estiment que les événements alimentaires les plus déterminants se passent au cours de la première année de la vie. L'intestin d'un nouveau-né est perméable et c'est surtout dans les premiers mois de la vie d'un enfant qu'un contact avec des protéines particulières du lait de vache peut déclencher un processus d'auto-immunité et mener à une inflammation et une destruction des cellules qui produisent l'insuline. La plupart des études ont examiné les effets des aliments donnés dans les 3 à 6 premiers mois de la vie, ce qui signifie en clair qu'on manque de données pour les autres périodes de la croissance. Et qu'on ne peut pas exclure que les protéines du lait de vache posent un problème au système immunitaire, y compris bien après la petite enfance. Chez les rats rendus génétiquement sensibles au diabète, la maladie se déclare après avoir reçu pour la première fois des aliments diabétogènes comme le lait, même tardivement (à la puberté). La période critique d'exposition à des aliments à risque pourrait donc s'étendre bien au-delà de la première année de la vie.

De fait, des chercheurs ont montré que la réponse immunitaire d'un enfant aux protéines du lait était non seulement liée à l'âge auquel ce lait de vache avait été introduit,[144] mais aussi à la consommation de lait plus tard dans l'enfance.[145, 146] Dans une étude, les enfants qui consommaient plus de trois verres de lait par jour avaient quatre fois plus d'auto-anticorps que ceux qui en consommaient moins de trois verres.[147]

LES PREMIERS ENSEIGNEMENTS DE TRIGR

L'étude TRIGR apporte déjà des informations précieuses sur l'alimentation et la croissance des nourrissons européens. A l'âge de deux semaines, presque tous les bébés sont nourris au sein. Mais à l'âge de 4 mois, 35 % des enfants reçoivent d'autres aliments que le lait maternel et/ou les formules artificielles, alors que l'Organisation mondiale de la santé déconseille d'introduire ces aliments avant l'âge de 6 mois. En Europe, les premiers aliments présentés au bébé sont des légumes et des fruits, alors qu'il s'agit de farines céréalières sans gluten aux Etats-Unis. A la naissance, les enfants d'Europe du nord sont plus lourds que ceux d'Europe centrale et d'Europe du sud. Ils grandissent aussi plus vite entre 3 et 18 mois. Or une croissance rapide dans la petite enfance est un facteur de risque de l'apparition du diabète de type 1. De fait, le diabète de type 1 frappe plus les enfants d'Europe du nord que ceux du sud.

L'ÉNIGME DE LA SCLÉROSE EN PLAQUES

La sclérose en plaques (SEP) est une maladie des pays tempérés occidentaux qui est diagnostiquée le plus souvent entre 20 et 40 ans et touche trois fois plus souvent les femmes que les hommes.

Dans la sclérose en plaques, les signaux électriques qui acheminent des messages par l'intermédiaire du système nerveux ne sont plus coordonnés ni contrôlés parce que la gaine qui isole les fibres nerveuses – la gaine de myéline – est détruite par une réaction auto-immune. Un peu comme si le réseau électrique de votre maison n'était plus isolé. Les signaux électriques devenus erratiques peuvent détruire des cellules ou léser des tissus.

Alors que la maladie fait l'objet de recherches scientifiques et médicales très nombreuses, les autorités sanitaires disent ne pas savoir grand-chose sur ce qui la provoque. Les associations de malades, en Europe comme aux Etats-Unis disent qu'il s'agit d'une énigme. Parmi les causes évoquées, on trouve les gènes, des agents infectieux, et des « facteurs environnementaux », mais rien sur une cause alimentaire.

C'est étonnant, compte tenu de ce que l'on sait sur la géographie de la maladie.

La maladie est répandue en Europe et en Amérique du Nord. Il est tentant de penser que la sclérose en plaques pourrait être purement et simplement liée à un déficit en vitamine D, une vitamine que l'on synthétise en s'exposant au soleil. De fait, cette vitamine possède la propriété de moduler la réponse immunitaire et il est tout à fait probable qu'elle intervient sur le risque de sclérose en plaques.

Mais ce n'est pas le seul facteur : les pays asiatiques tempérés comme la Chine, dans lesquels les déficits en vitamine D sont tout aussi répandus qu'en Europe ou en Amérique du Nord, sont épargnés par la sclérose en plaques. A l'inverse, l'Australie qui est bien ensoleillée, est elle aussi touchée par la maladie.

En fait, la géographie de la sclérose en plaques évoque de manière troublante celle du diabète de type 1 et de l'ostéoporose. Tous les pays affectés par la SEP sont comme pour le diabète de type 1, de gros consommateurs de laitages [148] : en Europe, les pays scandinaves, les Pays-Bas, les îles britanniques, l'Allemagne ont tous des taux de SEP très élevés.

L'hypothèse d'une origine alimentaire de la SEP a été envisagée dès la fin de la Deuxième Guerre mondiale par Roy Swank, un neurologue d'abord en poste en Norvège, puis à Montréal et enfin à la faculté de médecine de l'université de l'Oregon, dont il a dirigé le service de neurologie. Swank s'est intéressé aux facteurs alimentaires de la SEP lorsqu'il a appris que la maladie était plus répandue dans les pays du nord. Alors que certains spécialistes évoquaient le rôle des champs magnétiques, il a formulé l'hypothèse qu'elle était liée à la consommation d'aliments d'origine animale – en particulier les laitages.[149] Swank a notamment montré que les régions intérieures de Norvège, où l'on consomme beaucoup de laitages sont plus affectées par la SEP que les zones côtières où l'on mange du poisson.

Roy Swank a suivi pendant 34 ans 144 patients atteints de SEP. Les malades étaient encouragés à adopter un régime alimentaire pauvre en graisses saturées, viandes et laitages. La plupart s'y sont conformés, mais pas tous. Swank a classé ses patients en deux groupes, selon qu'ils avalaient moins de 20 g ou plus de 20 g de graisses saturées par jour. Alors que les années passaient, Swank a constaté que le régime pauvre en graisses saturées réussissait bien aux patients, y compris à ceux chez lesquels la maladie était avancée. Il a publié ses résultats en 1990 dans le *Lancet*, concluant que « près de 95 % des patients qui ont adopté ce régime aux premiers stades de la maladie n'ont été handicapés que légèrement pendant 30 ans environ. » Seuls 5 % des patients de ce groupe sont décédés. Par contraste, 80 % des malades qui mangeaient le plus de graisses saturées sont décédés de SEP.[150]

Depuis les premiers travaux de Swank, de nombreuses études ont confirmé son intuition et l'ont précisée, jusqu'à mettre en cause le lait de vache en 1976.[151] L'épidémiologie montre bien que les populations qui consomment le plus de lait de vache sont plus touchées que les autres par la SEP. Ceci est vrai lorsqu'on compare des pays entre eux, mais aussi lorsqu'on compare des états américains entre eux.

Cette relation entre SEP et laitages est virtuellement la même que la relation déjà décrite entre diabète de type 1 et laitages. Quelques chercheurs pensent qu'un virus présent dans le lait pourrait être le responsable, mais la piste n'est guère étayée. Il existe une autre hypothèse, plus sérieuse : comme dans le diabète de type 1, des protéines de lait ou des fragments de protéines passés dans le sang à partir des intestins auraient déclenché une réaction du système immunitaire. Ces protéines ayant une ressemblance avec des protéines de la myéline – la gaine des fibres nerveuses – les anticorps se mettraient à la détruire.

En 2001, Michael Dosch, un chercheur de l'Hôpital pour enfants malades de Toronto, a trouvé que les patients diabétiques (type 1) ont des réactions d'auto-immunité identiques à celles que l'on trouve chez des malades atteints de sclérose en plaques. Dans cette étude, les lymphocytes T des diabétiques – des globules blancs du système immunitaire spécialisés dans la destruction des cellules étrangères – s'attaquaient aux protéines de la myéline, dans le système nerveux et les lymphocytes T des patients atteints de SEP s'en prenaient aux protéines du pancréas. « *Nous avons été surpris de découvrir que dans un tube à essai, il est impossible de distinguer les deux maladies* », nous a dit Michael Dosch. En plus, son équipe a montré que les personnes atteintes de SEP réagissent de manière anormale au lait de vache.[152]

Michael Dosch reste prudent sur l'interprétation de ses résultats, assurant que les preuves ne sont pas encore suffisamment solides pour recommander aux parents de ne plus donner de lait artificiel ou de lait tout court à un enfant. Mais si la piste est confirmée, alors il sera peut-être possible de mettre au point un régime alimentaire qui préviendrait le cours de la sclérose en plaques comme celui du diabète de type 1.

Signe qui ne trompe pas, Dosch participe activement avec son équipe à l'étude TRIGR de prévention du diabète de type 1. Il envisage une étude séparée sur les patients souffrant de sclérose en plaques.

TROP GROS, DIABÉTIQUE ET MENACÉ PAR L'INFARCTUS ?

UNE SOLUTION : BUVEZ DU LAIT !

> Si je suis malade c'est parce que mon docteur a insisté pour que je boive du lait, ce liquide blanchâtre qu'on force des enfants sans défense à avaler.
>
> W. C. FIELDS

LE 12 SEPTEMBRE 2005, LE GROUPE LACTALIS, vous savez celui de la vache Fleurette et du Pr Lactos, a organisé à Paris une conférence dans le cadre des entretiens de Bichat (pour ceux qui ne le savent pas encore, la plupart de ces « entretiens » sont sponsorisés). Pour animer cette passionnante conférence, Lactalis avait fait venir le Pr Jean-Louis Schlienger du CHU de Strasbourg. Le Pr Schlienger partage avec son collègue le

Pr Lactos le même amour du lait.

Il avait en fait un message d'une importance planétaire à délivrer, qui tourne en boucle dans les conférences organisées par l'industrie et qu'elle tente maintenant, avec la dernière force, de faire circuler dans les médias. Figurez-vous que les laitages protègeraient d'un syndrome appelé syndrome X ou syndrome métabolique, qui se manifeste par une obésité abdominale et prédispose aux maladies cardiovasculaires et au diabète (lire encadré) ! En clair, plus vous consommez de laitages, plus vous êtes mince, et moins vous risquez d'infarctus et de diabète.

OK, je vous sens sceptique, après ce que vous venez de lire sur les laitages qui font maigrir. Vous vous dites : attendez, les laitages avec leurs calories et leurs graisses animales saturées feraient tout ça ? Je ne l'invente pas, c'est le Pr Schlienger qui le dit : « *Plus on consomme de produits laitiers, moins on est gros et moins on souffre de diabète et de dyslipidémies {troubles du cholestérol sanguin}.* »

LE LAPIN DANS LE CHAPEAU

Bien sûr, comme dans les bons numéros de prestidigitation, il y a un truc. Les études citées par le Pr Schlienger et l'agro-business laitier sont pour la plupart des études d'observation. Une étude de ce type observe un comportement et l'associe à un événement. Mais une telle étude n'est pas conçue pour tirer des conclusions de cause à effet. Pour cela, il faut conduire d'autres études plus poussées.

Par exemple, si je vous dis que les personnes qui dorment sans se déchausser ont un risque plus élevé de se réveiller avec un mal de tête (étude d'observation), il serait bien imprudent d'en tirer comme conclusion que la mal de tête vient du fait qu'on n'a pas retiré ses chaussures. Une explication plus plausible : après une soirée trop arrosée on a plus de chances de s'endormir chaussé. Dans ce cas, c'est bien l'abus d'alcool qui provoque les maux de tête.

RÉSISTANCE À L'INSULINE ET SYNDROME X

L'histoire de la résistance à l'insuline et du syndrome X commence il y a plus de soixante ans, quand des chercheurs ont soupçonné l'insuline de jouer un rôle clé dans certaines maladies chroniques. L'insuline est une hormone sécrétée par le pancréas et libérée dans le sang lorsqu'on consomme des glucides (sucres, céréales, pommes de terre, etc.) et, dans une moindre mesure, lorsqu'on mange des protéines et des graisses. Les glucides que nous avalons sont transformés en glucose. L'insuline a pour rôle de conduire nos cellules à capter ce glucose sanguin pour les besoins d'énergie de l'organisme. Ainsi, notre taux de sucre sanguin, qu'on appelle « glycémie », reste relativement stable.

Lorsque les cellules musculaires (mais aussi celles du foie, du tissu adipeux, des parois vasculaires) ne répondent plus aux sollicitations de l'insuline, on parle de résistance à l'insuline. Le sucre sanguin a alors tendance à rester élevé, et le pancréas s'épuise à produire toujours plus d'insuline pour remédier à cette situation. La résistance à l'insuline a des conséquences importantes sur l'organisme. Elle entraîne à la longue un taux d'insuline chroniquement élevé et un ensemble de dérèglements, qu'on a baptisé « syndrome X » et qui comprend notamment de l'obésité, un diabète ou pré-diabète, des problèmes cardiaques, de l'hypertension, un « bon » cholestérol (HDL) trop bas, des triglycérides élevés…

En mai 1999, des chercheurs de l'université de Pennsylvanie ont publié dans le journal scientifique *Nature* une étude qui eut droit aux manchettes des journaux de toute la planète. Selon cette étude, les enfants qui dormaient avec une veilleuse avaient un risque de myopie plus élevé que les autres. L'année suivante, une étude de l'université de l'Ohio publiée dans le même journal n'a pas trouvé d'association entre les veilleuses et la myopie, mais elle a noté que les parents myopes ont plus de risque d'avoir des enfants myopes, et que les parents myopes ont tendance à laisser une lumière allumée la nuit dans la chambre d'un enfant.

Une étude d'observation peut aussi mettre en évidence une simple coïncidence. C'est le cas, par exemple, dans l'affirmation suivante : « *Depuis 50 ans, tant la température moyenne de la planète que la criminalité ont augmenté. Donc, l'augmentation de la température est à l'origine de la criminalité.* »

Vous serez peut-être surpris d'apprendre que la plupart des études qui incriminent le tabac dans le cancer du poumon sont des études d'observation : elles ont constaté que les fumeurs ont plus de risques de cancer, sans pouvoir formellement établir une relation de cause à effet. Cette relation de cause à effet ne peut être définitivement prouvée qu'en conduisant une étude d'intervention au cours de laquelle on demanderait à un groupe important de la population de fumer pendant 30 ou 40 ans, alors qu'un groupe similaire (âge, sexe, mode de vie) s'abstiendrait. Ces études n'ont pas été faites pour des raisons éthiques évidentes et aussi parce qu'elles coûteraient des fortunes. Comment peut-on alors affirmer sans risque d'erreur que le tabac donne le cancer ? De plusieurs manières :

- parce que la grande majorité des études d'observation a conclu que les fumeurs ont un risque accru de cancer ;

- parce que les études chez l'animal montrent que ceux qui sont exposés à la fumée de cigarettes développent des cancers ;

- enfin parce qu'on dispose d'un mécanisme biologique cohérent pour expliquer comment la fumée de cigarettes provoque le cancer : en l'occurrence les goudrons, le cadmium et d'autres substances oxydantes de la fumée provoquent des mutations du code génétique qui conduisent au cancer.

Le problème avec les affirmations du Pr Schlienger et du lobby laitier, c'est qu'aucune de ces conditions n'est réunie.

Certes des études d'observation ont trouvé une association entre la consommation de laitages et un risque réduit de syndrome métabolique. Mais même ces études sont ambiguës.

Par exemple, dans l'étude DESIR citée par le Pr Schlienger, les chercheurs ont observé que les hommes qui consomment des laitages souffrent moins de syndrome métabolique, mais pas les femmes.

Surtout, un nombre au moins aussi important d'études a trouvé le contraire, c'est-à-dire que les gros consommateurs de laitages ont un risque plus élevé d'obésité abdominale, de troubles du cholestérol et de diabète.

CE QUE L'INDUSTRIE NE DIT PAS

En 2005, des chercheurs de l'université de Bristol (Royaume-Uni) ont demandé à 4 286 femmes âgées de 60 à 79 ans d'indiquer si elles buvaient du lait et sous quelle forme. Ils ont ensuite procédé à des analyses sur ces volontaires pour déterminer si elles relevaient d'un syndrome métabolique (diabète, résistance à l'insuline ou glycémie élevée, hypertension, dyslipidémie, rapport taille-hanche élevé). Résultats : les femmes qui évitaient le lait avaient un risque de syndrome métabolique réduit de 45 % par rapport à celles qui buvaient du lait. Le type de lait (écrémé ou non) n'avait aucune influence sur les résultats. Les chercheurs concluent que « *les individus qui ne boivent pas de lait sont peut-être protégés de la résistance à l'insuline et du syndrome métabolique.* » Le peut-être indique bien avec quelle prudence les résultats d'une étude d'observation doivent être interprétés.[153] Bizarrement, cette étude ne figurait pas au programme de la conférence Lactalis.

Une autre étude ne figurait pas à ce programme : dès 1977, des chercheurs ont montré que les personnes qui évitent les laitages parce qu'elles ne tolèrent pas le lactose (sucre du lait) ont dans le sang moins de sucre, de cholestérol et de triglycérides que les consommateurs de laitages. Des chercheurs italiens de l'université de Milan ont testé la capacité à digérer le lactose chez des patients diabétiques et chez des personnes en bonne santé. Ils ont observé que seulement 14 % des personnes en bonne santé pouvaient assimiler le lactose du lait, alors que c'était le cas de 48 % des patients atteints de diabète de type 1, et de 52 % des patients atteints de diabète de type 2. Comme la proportion de ceux qui digèrent le lait est plus importante chez les diabétiques, les chercheurs en déduisent que ceux-ci consomment plus volontiers de lait et de laitages, « *ce qui les expose à un risque de diabète plus élevé.* »[154]

En Grèce, où la prévalence du diabète et de la résistance à l'insuline ont fortement progressé ces dernières décennies, des chercheurs de l'université d'Athènes ont cherché à savoir quels aliments favorisent la résistance à l'insuline, tant chez les diabétiques que chez les personnes en bonne santé. Voici leurs conclusions : « *notre étude révèle qu'une consommation accrue de viande rouge et de laitages entiers est associée à une résistance à l'insuline. Celle-ci peut conduire à des maladies chroniques comme l'obésité, le diabète de type 2 et les maladies cardiovasculaires. Une consommation plus élevée de ces deux aliments est une caractéristique d'un régime occidentalisé. En conséquence, les professionnels de la santé devraient encourager les gens à adopter un régime plus sain pour réduire le fardeau du diabète et d'autres maladies métaboliques.* »[155] Finalement, avec ses messages en faveur du lait, le Pr Schlienger ne sera peut-être pas invité à danser le sirtaki du côté de l'Acropole.

Donc, le moins qu'on puisse dire, c'est que les résultats des études épidémiologiques ne convergent pas pour soutenir l'hypothèse selon laquelle les laitages préviennent le syndrome X. Comme dans le cas du lait qui fait maigrir, on comprend bien que l'agrobusiness laitier ne communique que sur les études qui vont dans son sens, et qu'il passe les autres sous silence.

Par exemple, l'industrie laitière se garde bien d'expliquer aux médias par quel mécanisme les laitages pourraient bien prévenir la mosaïque de troubles qui caractérise le syndrome X.

Prenez la résistance à l'insuline, une condition qui prédispose au diabète (lire encadré page 171). Plusieurs facteurs peuvent conduire à une résistance à l'insuline : sédentarité d'une part, aliments riches en graisses saturées, aliments à index glycémique (IG) élevé. Les aliments à IG élevé (pain, pommes de terre) font monter de manière importante le sucre sanguin. Ils favorisent la prise de poids, le diabète et les maladies cardiovasculaires. A l'inverse, un régime alimentaire à IG bas (céréales complètes, fruits, légumes) est le seul moyen prouvé scientifiquement de maigrir et/ou de ne pas grossir. Pour en savoir plus sur ce régime, vous pouvez lire *Le régime IG minceur* (Thierry Souccar Editions).

A première vue, les laitages affichent un bilan mitigé : ils ont un IG bas (compris entre 15 et 30), ce qui est un bon point pour eux, mais ils apportent des graisses saturées qui favorisent la résistance à l'insuline.

Pas de problème, rétorque l'agrobusiness laitier. Nous vous proposons des dizaines de laitages débarrassés de leurs graisses saturées !

Les amis, c'est là que ça se complique.

UNE SURPRISE DE TAILLE

En 1986, Mary Gannon, de l'université du Minnesota (Etats-Unis) s'intéresse aux effets sur le sucre sanguin de quelques aliments habituellement conseillés aux diabétiques : pommes, jus de pomme, jus d'orange, lait. Elle réunit des volontaires diabétiques, leur fait avaler les aliments et mesure le sucre sanguin qui en résulte. Pas de surprise : le sucre sanguin ne s'élève pas beaucoup après la consommation de lait. Mais Mary Gannon a aussi décidé de pister le niveau d'insuline, un élément très important dans la gestion du diabète. En effet, plus un aliment sollicite l'insuline, moins il est conseillé à un diabétique.

Dans la plupart des cas, index glycémique et réponse insulinique d'un aliment correspondent. Les aliments à IG bas s'accompagnent d'un niveau d'insuline bas, ce qui est normal puisque le niveau d'insuline est proportionnel au niveau de sucre sanguin. Les aliments à IG élevé provoquent une réaction insulinique forte.

Mary Gannon pense que le lait, qui fait peu monter le sucre sanguin, n'aura pas beaucoup d'influence sur le taux d'insuline. Quand les résultats tombent, c'est la stupéfaction : le lait a fait considérablement monter l'insuline ! Pas vraiment idéal pour un diabétique.[156]

Mais qu'en est-il chez une personne en bonne santé ? La question a de l'importance.

En effet, il est dangereux pour une personne en bonne santé, de soutenir jour après jour des niveaux élevés d'insuline après un repas. C'est ce phénomène, lorsqu'il est répété des années durant, qui conduit soit à la résistance à l'insuline – les cellules ne répondent plus aux sollicitations de l'hormone et le sucre sanguin reste élevé à jeun –, soit à l'épuisement du pancréas – il n'y a plus assez d'insuline disponible. Dans les deux cas, le diabète ou le syndrome X sont proches.

Il faudra attendre dix ans pour savoir si le lait, qui élève le niveau d'insuline du diabétique a le même effet chez la personne en bonne santé.

En 1996, Helena Liljeberg-Elmstahl, une chercheuse de l'université de Lund (Suède), teste les effets sur le sucre sanguin et sur l'insuline d'une variété de céréales du petit déjeuner. Les céréales sont consommées par les volontaires avec de l'eau ou avec du lait. Helena Liljeberg-Elmstahl mesure le niveau de sucre sanguin dans l'un et l'autre cas. Elle pense que le lait, dont l'IG est bas peut aider à abaisser la glycémie. Mais elle ne constate aucune différence :

prises avec de l'eau ou avec du lait, les céréales entraînent la même augmentation du sucre sanguin.

C'est alors qu'elle a la bonne idée de mesurer le niveau d'insuline.

Comme Mary Gannon, Helena Liljeberg-Elmstahl croit alors que le lait, qui a un IG bas, a aussi un index insulinique bas. Elle est persuadée qu'un porridge préparé avec du lait fera moins monter l'insuline que le même avec de l'eau. Mais quand les résultats sont dépouillés, c'est le choc : l'addition de lait n'a pas abaissé le niveau de l'insuline après le repas. Elle l'a fait exploser ![157]

Le lait fait donc partie des rares aliments qui sous un IG bas, cachent une réponse insulinique anormalement élevée. D'autres chercheurs suédois ont voulu savoir comment se comportent les laits fermentés. En général, l'acidité abaisse la glycémie, c'est la raison pour laquelle le pain au levain, plus acide que le pain avec levure, a un IG plus faible. Les chercheurs ont mesuré les index glycémiques et insuliniques de plusieurs laitages pauvres en graisses. En dépit d'IG bas, tous, y compris fermentés, ont entraîné une élévation très importante de l'insuline, de l'ordre de celle qu'on observe avec du pain blanc (90 à 98).[158] « *Sachant que l'insulinémie module la résistance à l'insuline,* analysent-ils, *ce que nous avons trouvé est important.* »

D'autres expériences ont conclu que la présence ou non de graisses ne change rien à l'affaire : entier ou fermenté, le lait sollicite l'insuline à un niveau excessif.[159] Seuls les fromages échappent à la règle. Manque de bol, ils sont riches en graisses saturées, qui favorisent la résistance à l'insuline.

Non seulement il n'existe aucune trace d'un mécanisme par lequel les laitages pourraient prévenir la résistance à l'insuline, mais on dispose au contraire d'études cliniques concordantes prouvant que les laitages élèvent anormalement le niveau d'insuline – un facteur bien connu de résistance à l'insuline. En conséquence, en 2005, des chercheurs de l'université du Colorado ont demandé qu'il soit fait usage de « *prudence dans les recommandations qui visent à inciter les adultes à consommer plus de laitages, en particulier ceux qui ont un risque de résistance à l'insuline.»*[160] Transmis au Pr Schlienger.

AUSSI NÉFASTE QUE LE PAIN BLANC

Helena Liljeberg-Elmstahl a conduit une autre expérience intéressante. Sachant que le pain blanc (IG élevé) élève de manière excessive le sucre sanguin, elle a donné ce pain à des volontaires avec comme accompagnement soit de l'eau (400 ml), soit du lait (200 à 400 ml). Pas de surprise : la glycémie des volontaires a augmenté comme prévu et l'addition de lait n'a rien changé à l'affaire.

Côté insuline, c'est la consternation. Le niveau d'insuline déjà élevé après la collation pain blanc plus eau, a augmenté de 65 % lorsque le pain était consommé avec du lait. Une nouvelle expérience a alors été conduite, cette fois avec une collation à IG bas : une assiette de pâtes, consommée avec de l'eau ou avec du lait. Là encore, l'addition de lait n'a rien changé au sucre sanguin, mais le niveau d'insuline a lui carrément explosé : + 300 % pour les pâtes prises avec du lait par rapport au même plat pris avec de l'eau. Inquiète de ce qu'elle a trouvé, la chercheuse écrit ceci : « *Même une quantité ordinaire de lait, soit l'équivalent d'un verre, fait monter le niveau d'insuline d'un repas à IG bas au niveau observé après un repas à base de pain blanc. Les conséquences métaboliques à long terme de ce phénomène doivent être élucidées.* »[161]

COMMENT ALORS LES LAITAGES PEUVENT-ILS PRÉVENIR LE SYNDROME X ?

Si des études suggèrent que les personnes qui consomment le plus de laitages ont moins de diabète, de maladies cardiovasculaires, moins de syndrome métabolique, cela ne signifie pas que ces aliments préviennent ces maladies. C'est simplement que les résultats de ces études rendent compte d'un comportement général dans lequel figurent les laitages. Comme ceux-ci sont présentés comme des aliments favorables à la santé par la publicité, les médecins, les agences gouvernementales, les personnes qui suivent ces recommandations et adoptent un mode de vie sain (plus de fruits, de légumes, d'exercice physique) sont aussi celles qui se tounent volontiers, croyant bien faire, vers les laitages.

Dans ce cas, les laitages ne sont rien d'autre qu'un marqueur d'un comportement général. Leurs effets indésirables sont atténués ou gommés par d'autres attitudes favorables à la santé.

C'est d'ailleurs ce que les auteurs de ces études eux-mêmes envisagent.

Par exemple, une étude américaine conduite par l'université de Harvard sur 41 254 médecins a trouvé que ceux qui consommaient le plus de lait écrémé, de yaourts et de fromages avaient un risque de diabète de type 2 plus faible que ceux qui en consommaient le moins. Les chercheurs ignorent par quels mécanismes les laitages pourraient diminuer ainsi le risque de diabète. En effet, le magnésium et la lactalbumine, une protéine du lait, peuvent améliorer l'action de l'insuline, mais ces deux substances se trouvent aussi dans les laitages les plus gras. Or dans cette étude, les gens qui consommaient le plus de laitages gras n'ont pas moins de risque de diabète que les autres.[162] Cette étude illustre bien la difficulté d'interprétation de ce type de résultats. Frank Hu, qui a conduit cette étude n'en tire pas la conclusion que les laitages protègent du diabète. Il écrit : « *la consommation de laitages pourrait être associée à des facteurs cachés que partagent ces hommes, et qui ont pu réduire leur risque de diabète.* » D'ailleurs, précise-t-il « *il y a bien d'autres manières de réduire le diabète que de manger des laitages. On peut manger plus d'aliments riches en fibres, de noix et moins de sucre, de confiseries, de sodas.* »

Dans un éditorial qui accompagne la publication de l'étude, le

Dr Janet King, un chercheur de l'Hôpital pour enfants d'Oakland, en appelle à la prudence : « *les laitages,* rappelle-t-elle *semblent augmenter le risque de cancer de la prostate, et chez certains enfants, celui de diabète juvénile.* »[163]

Dans une branche de l'étude MONICA, les chercheurs ont observé que 33 % des personnes qui consomment le moins de laitages souffrent de syndrome métabolique, contre 22 % de celles qui en consomment beaucoup. Une différence significative, mais pas spectaculaire pour une étude épidémiologique.[164] Le Pr Schlienger y voit une preuve qu'en consommant de grandes quantités de laitages on peut prévenir ce trouble. Mais les auteurs de l'étude sont plus prudents. Selon eux, les hommes qui buvaient plus de lait et mangeaient plus de produits laitiers avaient pris mieux soin d'eux que les autres. « *Ils faisaient plus d'exercice, buvaient moins d'alcool, fumaient moins,* » précise le Pr Jean Dallongeville (Institut Pasteur de Lille), l'un des auteurs de l'étude. Commentaire du Dr Robert Eckel, président de l'Association américaine de cardiologie devant lequel ces résultats étaient présentés lors d'un congrès à Dallas : « *Intéressant, mais quant à savoir s'il y a une relation de cause à effet, ça n'est pas très clair.* »[165]

Si les études d'observation proposent une association, il faut avoir recours à des études d'intervention pour vérifier si l'association traduit une relation de cause à effet. Au cours de ces études, on demande à des participants de consommer un type d'aliments – dans ce cas, du lait – avant de relever directement ses effets sur la santé. A ma connaissance une seule étude de ce type a été conduite à ce jour.

Elle n'a pas trouvé qu'en donnant plus de lait à des enfants de 8 ans, comme veut le faire le gouvernement français, on diminue leur niveau de résistance à l'insuline.

En fait, elle a trouvé le contraire.

Des chercheurs danois ont recruté 24 garçons et leur ont demandé de manger pendant 7 jours soit des laitages apportant 53 g de protéines, soit de la viande fournissant la même quantité. Résultat : dans le groupe « lait », les concentrations d'insuline à jeun ont doublé, et la résistance à l'insuline a elle aussi été multipliée par deux. Dans le groupe « viande » aucune perturbation n'a été relevée. Les auteurs de cette étude s'interrogent avec raison – et une inquiétude palpable – sur « *les conséquences à long terme de ce type de régime* ».[166]

PAS PLUS DE CHANCES DU CÔTÉ DU CHOLESTÉROL

Si vous avez aimé les laitages qui font maigrir, vous allez adorer les laitages qui font baisser le cholestérol. Aux Etats-Unis, l'agro-business laitier qui s'appelle là-bas *National Dairy Council* a publié un *Guide produits laitiers et nutrition* qui affirme avec plus de prudence que ne le fait le Pr Schlienger, que « *les laitages n'augmentent pas le cholestérol.* »

Et de citer à l'appui une étude britannique de Alan Howard et John Marks, publiée en 1977, qui avait trouvé que les personnes qui boivent du lait voient leur cholestérol baisser de manière importante.

Evidemment, ni l'industrie laitière américaine, ni le Pr Schlienger ne rapportent la suite de l'histoire. La suite de l'histoire, c'est que de très nombreux autres chercheurs ont tenté de reproduire ces résultats et qu'ils ont observé l'inverse, à savoir que les laitages, en particulier lorsqu'ils ne sont pas écrémés, font grimper le cholestérol. L'une de ces études, menée par l'australien David C. K. Roberts, ayant établi que le cholestérol augmente de 9 % pour chaque litre de lait quotidien,[167] Alan Howard et John Marks ont fini par écrire ceci, que vous ne trouverez ni dans le guide nutrition du *National Dairy Council*, ni dans la conférence du Pr Schlienger. Je cite :

« *Roberts et ses collaborateurs rapportent qu'ils ne trouvent aucune preuve que le lait contient un facteur qui fait baisser le cholestérol, comme nous l'avions autrefois avancé. Après avoir revu les études scientifiques, nos propres études publiées et des résultats plus récents non encore publiés, nous sommes d'accord avec eux.* »[168]

Depuis, la majorité des études lorsqu'elles sont correctement conduites ont conclu que les laitages augmentent le cholestérol en rapport avec leur teneur en graisses.[169, 170]

Faut-il suivre les conseils du Pr Schlienger et des autres Pr Lactos quand ils nous encouragent à consommer plus de laitages pour réduire le cholestérol, l'hypertension, le syndrome X, le diabète et l'infarctus ? C'est peut-être ce qu'ont fait une partie des 30 000 femmes ménopausées enrôlées il y a plusieurs années dans une grande étude épidémiologique américaine. Résultat : celles qui ont consommé le plus de laitages sont celles qui ont connu la plus forte mortalité cardiovasculaire.[171]

QUELLE QUANTITÉ DE CALCIUM VOUS FAUT-IL ? CE QUE LES NUTRITIONNISTES VOUS CACHENT

> L'augmentation de la consommation de calcium à tous les âges de la vie est un objectif prioritaire.
>
> PROGRAMME NATIONAL NUTRITION SANTÉ (PNNS)

IL Y A QUELQUES ANNÉES, EN ANGLETERRE, des archéologues qui travaillaient à la restauration d'une ancienne église ont exhumé des squelettes de femmes mortes et enterrées entre 1729 et 1852. Ces découvertes ont donné au Pr John Stevenson, un spécialiste de l'ostéoporose à l'Institut Wynn pour la recherche métabolique (Londres), l'occasion unique de comparer la densité minérale osseuse des femmes des XVIIIe et XIXe siècles avec celle des femmes d'aujourd'hui. Les résultats de l'étude, publiés dans le *Lancet*, prouvent que l'ostéoporose était rare : nos aïeules perdaient infiniment moins de masse osseuse au cours de leur vie, que nos mères et nos compagnes aujourd'hui.[172]

Pourtant, l'alimentation apportait alors beaucoup moins de calcium laitier et beaucoup moins de calcium tout court. En l'espace de deux siècles, l'ostéoporose s'est installée dans notre quotidien alors même que nous n'avons jamais autant mangé de calcium. Visiblement, quelque chose ne vas pas dans les recommandations actuelles.

L'un des messages nutritionnels récurrents dans les pays développés c'est qu'il n'est pas possible de maintenir un statut adéquat en calcium si l'on ne consomme pas de laitages. A se demander comment l'espèce humaine qui a traversé plusieurs millions d'années sans une goutte de lait (sauf celui de la mère) tient encore debout.

En réalité, cette fable ne résiste pas aux faits.

Pourtant, les chiffres des apports conseillés en calcium sont bien là ! A lire leur précision, on pourrait croire que l'on dispose d'outils précis et infaillibles pour déterminer la quantité de calcium dont nous avons besoin. En fait c'est faux et il serait préférable d'avouer nos incertitudes plutôt que de faire croire à une femme de 50 ans qu'il lui faut absolument 1 200 mg de calcium par jour.

COMMENT LES BESOINS EN CALCIUM SONT CALCULÉS

Les besoins sont calculés à partir d'études dites « d'équilibre calcique », au cours desquelles on tente de déterminer le niveau auquel la quantité de calcium consommée égale la quantité éliminée. Selon des études conduites jusqu'au milieu des années 1970, il est apparu qu'un adulte devait recevoir environ 550 mg de calcium par jour pour que cet équilibre soit assuré. C'est cette valeur qui a été retenue en 1992 par les scientifiques européens. Pour s'assurer que 97,5 % de la population européenne consommeraient bien ces 550 mg de calcium, il a été fixé à cette époque au niveau européen un apport conseillé de 700 mg de calcium par jour.

Mais on avait négligé, dans ces études, qu'un peu de calcium quitte le corps par la peau (environ 40 mg/j). Des chercheurs ont calculé que pour compenser ces 40 mg de calcium supplémentaires, il faut consommer chaque jour 200 mg de calcium alimentaire en plus des 550 déjà estimés. Lorsqu'on prend une marge de sécurité statistique pour s'assurer que 97,5 % de la population recevra bien 750 mg de calcium par jour, on parvient à des apports nutritionnels conseillés en calcium compris entre 800 et 1 000 mg par jour.

LA COURSE EN AVANT DES APPORTS CONSEILLÉS

Comme l'ostéoporose continue de progresser et que l'on croit mordicus que la solution réside dans toujours plus de calcium, c'est depuis quelques années la course en avant. En 1992, la France a retenu pour ses apports conseillés le chiffre de 800 mg/j. Huit ans plus tard, elle les a augmenté de 100 mg. Allemagne, Autriche et Suisse faisaient mieux : + 200 mg. L'Italie, les Pays-Bas, le Canada et les Etats-Unis estiment que la population adulte ne peut pas s'en sortir à moins de 1 000 mg de calcium par jour. Qui les arrêtera ?

Ces calculs paraissent frappés au coin de la rigueur, mais en réalité, personne ne sait réellement de quelle quantité de calcium nous avons besoin.

La plupart des études qui portent sur les bilans calciques, en particulier chez la femme, sont des études à court terme. Leurs conclusions ne peuvent pas s'étendre aux besoins en calcium à long terme. « *Parce que l'organisme sait s'adapter à des apports plus faibles, parce que les études d'équilibre calcique sont critiquables, parce que l'activité physique influence la rétention de calcium, les résultats de ces études sont difficiles à interpréter* » reconnaît-on à l'école de médecine de l'université d'Oslo (Norvège) où une équipe de chercheurs de pointe travaille sur ces questions. Le ministère de la Santé norvégien a retenu le chiffre arbitraire de 800 mg de calcium par jour, mais à l'université d'Oslo toute proche, on préfère avouer qu'« on ne sait toujours pas quels sont les besoins physiologiques en calcium ».

Même son de cloche à l'Ecole de santé publique de Harvard (Boston), où l'on a publié plusieurs études sur les relations entre calcium alimentaire et ostéoporose. « *Pour savoir réellement comment le corps s'adapte à différents apports de calcium sur le long terme, il faudrait qu'on dispose d'une batterie d'études de longue durée, ce qui n'est pas le cas* », dit-on du côté de Harvard. Le Pr Walter Willett, qui dirige l'Ecole de santé publique relève d'ailleurs la cacophonie qui règne dans l'établissement des besoins de la population en calcium : « *des experts gouvernementaux américains et britanniques ont établi des valeurs dites optimales chacun de leur côté à partir des mêmes études scientifiques. Résultat : aux Etats-Unis on estime qu'un adulte a besoin de 1 000 mg par jour, mais en Grande-Bretagne c'est le chiffre de 700 mg qui a été retenu, soit 30 % de moins !* »

CE QU'ON NE VOUS DIT PAS

L'un des secrets les mieux gardés de toute cette cuisine des apports conseillés en calcium, c'est que les besoins réels varient considérablement selon le mode de vie. Mais chut, ne l'ébruitez pas. En fait, il est absurde de donner des chiffres « prêt-à-porter » comme le font pourtant les autorités sanitaires et les nutritionnistes en culpabilisant celles et ceux qui ne se hisseraient pas au niveau de consommation fixé.

Plus on mange de protéines animales, plus on élimine de calcium : chaque fois qu'on avale un gramme de protéines animales en plus, on perd environ 1 mg de calcium. De même, plus on mange de sel, plus on perd de calcium : 1 gramme de sodium (soit 2,5 g de

LE LAIT MATERNEL ? PAS ASSEZ DE CALCIUM !

Par rapport aux laits artificiels, le lait maternel contient environ deux fois moins de calcium. Cela n'a pas trop mal réussi à l'espèce humaine. Nos ancêtres qui ne connaissaient pas le lait en poudre avaient des os en excellente santé. Mais le dogme du « pic de masse osseuse » est si pesant que certains médecins pensent aujourd'hui que, question calcium, c'est le lait de vache en poudre qui a raison ! Au lieu de plaider pour que les formules lactées soient allégées en calcium, ils plaident pour qu'elles en contiennent plus ! Le débat est si vif que dans un article récent, le Dr Steven Abrams, pourtant lui-même conseil d'un laboratoire qui fait du lait en poudre s'est vu forcé de prendre position : « *Il est tentant de se fixer comme objectif de maximiser la masse osseuse à tous les âges de la vie pour diminuer le risque d'ostéoporose. Mais si l'on applique ce raisonnement aux bébés, cela conduit à conclure que le lait que la maman donne à téter n'est pas assez riche en calcium. (...) Aucune donnée scientifique ne permet de soutenir cela. (...) Les informations dont on dispose suggèrent que le lait maternel est une source tout à fait adéquate de calcium et d'autres minéraux qui lui sont liés. Les formules infantiles (...) apportent toutes plus de calcium et de phosphore que le lait maternel. La question n'est pas de savoir comment ces laits artificiels peuvent être formulés pour apporter plus de calcium ou permettre la masse minérale osseuse la plus importante. Au contraire, nous devons nous demander si ces formules artificielles ne devraient pas se fixer comme objectif de fournir la même densité minérale osseuse que celle que l'on voit chez les enfants qui ont été allaités. Pour cela, il nous faut changer de système de pensée et arrêter de croire que « plus, c'est mieux », même lorsqu'il s'agit de calcium et d'os.* »[173]

sel) en plus, fait fuir 15 mg de calcium. Ces mouvements sont largement liés à l'acidification qu'entraînent d'une part les groupes soufrés des protéines, qui donnent naissance à de l'acide sulfurique, et d'autre part le chlore du sel à l'origine de la synthèse d'acide chlorhydrique. Les céréales sont également très acidifiantes ; on ne sait pas très bien si elles font fuir du calcium, mais c'est très probablement le cas.

Concrètement, cela signifie simplement qu'avec un régime alimentaire moins acidifiant, on peut se contenter de consommer un peu de calcium chaque jour sans mettre son squelette en danger.

En France, un homme adulte consomme en moyenne chaque jour 90 g de protéines, une femme 70 g. La plupart de ces protéines sont d'origine animale. Si l'on mange 40 g de protéines animales en moins, y compris des laitages, on peut espérer réduire de 40 mg les pertes de calcium, ce qui diminue les besoins en calcium de 200 mg environ.

En France, un adulte se procure environ 12 g de sel par jour. Si l'on mange 2 à 3 g de sodium en moins, alors on diminue aussi ses besoins en calcium de 200 mg.

Si l'on ne veut pas manger moins de protéines animales, on peut aussi augmenter la part des fruits et des légumes qui, avec leur potassium, sont alcalinisants et réduisent aussi les besoins en calcium. Dans une étude, lorsqu'on a fait passer la consommation moyenne de potassium d'un groupe de femmes ménopausées de 2,3 à 5,4 g/j, le calcium urinaire a baissé de 64 mg. Ceci correspond à une « économie » théorique sur les besoins alimentaires en calcium de l'ordre de 300 mg/j.[174]

De même les effets néfastes sur le calcium urinaire d'un régime riche en sel sont neutralisés lorsqu'on ajoute à la ration alimentaire du citrate de potassium.[175]

C'est d'ailleurs l'enseignement qu'il faut tirer d'une étude qui a comparé un régime végétarien strict à un régime lacto-végétarien. Le régime végétarien, qui s'accompagnait d'une eau minérale riche

LE RÉGIME QUI ACIDIFIE OU QUI ALCALINISE

Côté acidifiant, il y a les aliments contenant du chlore, comme le sel de table, qui sont les précurseurs de l'acide chlorhydrique. Et aussi le blé et les protéines animales qui contiennent des acides aminés à base de soufre et favorisent pour cette raison la production d'acide sulfurique.

Côté alcalinisant, le bicarbonate de potassium produit lors de la dégradation des sels de potassium alimentaires (citrate de potassium, malate de potassium) neutralise cette acidité et tire l'organisme vers une zone de pH plus élevé (basique ou alcaline). C'est aussi le cas du bicarbonate de sodium contenu dans les eaux minérales gazeuses.

Depuis la transition agricole, au néolithique, l'alimentation est devenue acidifiante et cette tendance s'est aggravée au cours du dernier siècle parce que nous consommons toujours autant de céréales et plus de viande, de laitages, et de sel.

A cause de notre régime moderne, nous baignons dans une acidose chronique. Or, dans ce contexte, nos os souffrent. L'explication est simple : pour neutraliser cet excès d'acide, le corps mobilise du citrate et du bicarbonate osseux. Comme ils sont liés à du calcium, ce calcium est éliminé dans les urines.

Cela fait très longtemps que ce mécanisme est connu et encore plus longtemps qu'il est suspecté puisque la première évocation date de 1880. Dès 1920, Henry Clapp Sherman, de l'université Columbia, a établi que l'excès de protéines animales augmente l'élimination du calcium osseux et ceci a été confirmé à maintes reprises. Par exemple, lorsqu'on multiplie par deux la consommation de protéines animales (de 35 à 78 g/j), le taux de calcium éliminé dans les urines augmente de 50 %.

en calcium, apportait bien moins de calcium que le régime agrémenté de laitages. Pourtant, les analyses pratiquées n'ont pas montré que les végétariens souffraient d'un manque de calcium osseux. En fait, le calcium alimentaire était un peu mieux absorbé par l'organisme au cours du régime végétarien que pendant le régime lacto-végétarien.[176]

Voilà pourquoi si vous suivez un régime alimentaire alcalinisant, du type de celui que nous proposons sur *LaNutrition.fr* (lire page 202), avec suffisamment de fruits et de légumes, une place modérée accordée aux protéines animales et moins de sel, vous n'avez pas besoin de beaucoup de calcium. De combien, alors ? Tentons ensemble un calcul, avec les précautions d'usage.

Nous avons vu avec quelles précautions il faut prendre les résultats issus des études d'équilibre calcique. Mais supposons, pour pousser le raisonnement jusqu'au bout, que ces résultats soient justes. Ces études concluent que nous avons besoin de 800 à 1 000 mg de calcium par jour. Maintenant, si vous consommez 5 g de sel en moins et si vous mangez un peu moins de protéines animales – 20 g/j ce qui est l'équivalent d'un steak de 100 g – vous n'aurez mathématiquement plus besoin que de 400 mg de calcium pour conserver des os en bonne santé. On parviendrait à des chiffres proches avec une consommation conséquente de fruits et de légumes ou avec un peu moins de céréales.

Le Pr Walter Willett arrive de son côté à une conclusion similaire. Selon lui, la fourchette idéale pour les apports en calcium se situerait entre 500 et 700 mg par jour selon l'âge, le niveau d'activité physique et le régime alimentaire.

Le message à retenir ici, c'est qu'on peut très bien s'en sortir avec deux fois moins de calcium que ce qui est martelé par la propagande laitière. Ce faisant, on se rapproche du niveau de consommation de calcium observé en Afrique ou en Asie. En 1990, un habitant d'un pays en voie de développement consommait en

PLUS IL Y A DE CALCIUM, MOINS IL EST ABSORBÉ

Un enfant américain de 8 ans reçoit environ 900 mg de calcium par jour. Des analyses poussées ont permis d'établir que 28 % de ce calcium était effectivement absorbé, soit 246 mg/j.[177] A comparer avec le statut d'un petit Chinois du même âge dont l'alimentation apporte 360 mg de calcium par jour. Les mêmes techniques d'analyse permettent de constater que 63 % de ce calcium est absorbé, soit 226 mg. Une valeur très proche de celle observée chez un petit Américain ! [178]

moyenne 344 mg de calcium par jour, contre 850 mg dans les pays développés. Ce niveau d'apport, dans le voisinage des 400 à 500 mg/j, et dans un contexte d'alimentation alcalinisante couvre parfaitement les besoins de l'os puisque l'ostéoporose est très rare dans ces pays. Il a aussi le mérite d'épargner l'activité des ostéoblastes, pour les préserver dans la deuxième partie de la vie.

Les apports conseillés en calcium promulgués par les agences gouvernementales et les ministères de la Santé des pays développés s'ils sont peut-être adaptés à la partie de la population qui s'alimente très mal (excès de céréales, de laitages, de viandes et charcuteries, de sel) ne peuvent pas être déclinés universellement. Ils n'ont pas de sens pour vous qui mangez des fruits et des légumes et salez peu. Si vous êtes dans ce cas, pas de « calcium panique » : vos besoins sont modérés, facilement couverts par votre alimentation. Et les laitages n'ont pour vous aucun intérêt, sinon gustatif.

D'ACCORD, C'EST FAUX MAIS AU MOINS C'EST SIMPLE !

Pourquoi tous les ministères, toutes les Afssa et tous les PNNS du monde insistent-ils sur le calcium ? Les raisons sont multiples :

QUAND LE CALCIUM LAITIER AVEUGLE LES EXPERTS

Les experts officiels et les médecins ne ratent pas une occasion de décourager la population de prendre des compléments de vitamines. Selon eux, cela risque de nuire à l'objectif prioritaire qui est de corriger l'alimentation pour qu'elle soit « variée et équilibrée ». Bien. Mais dès qu'il s'agit du calcium, plus question de corriger quoi que ce soit. On entérine une situation nutritionnelle déséquilibrée en faisant la promotion des suppléments de calcium laitier. En effet, l'alimentation actuelle est trop acide, trop riche en protéines animales, donc très gourmande en calcium. Au lieu d'encourager la population à revenir à une alimentation « plus équilibrée » donc moins demandeuse de calcium, les experts ont fixé les besoins en calcium à un niveau sidérant, ce qui revient à assurer durablement des revenus confortables à l'industrie laitière.

influence du discours laitier, réductionnisme médical. D'une manière générale, les médecins – au contraire des biochimistes et des scientifiques – sous-estiment la capacité du public à saisir des concepts complexes. D'où ces discours caricaturaux dont nous sommes assommés depuis que le corps médical a fait main basse sur la nutrition, qui était à l'origine une discipline relevant de la biochimie. Quelques exemples :

- « Les graisses apportent 9 calories (kcal) au gramme, donc en mangeant très peu de graisses, vous maigrirez. » Cette stratégie a accéléré l'épidémie d'obésité aux Etats-Unis.

- « Pour se mettre à l'abri de l'infarctus, il faut faire baisser agressivement le mauvais cholestérol. » Moyennant quoi, on s'aperçoit aujourd'hui qu'il est plus intéressant d'augmenter le « bon » cholestérol.

- « Il y a du calcium dans les os, donc en mangeant plus de calcium, on aura des os plus solides. » On a vu ce qu'il en était tout au long de ce livre.

Tous ces leitmotive ont en commun de délivrer des messages simples, que les médecins et les diététiciens peuvent facilement s'approprier et qu'ils feront passer au grand public.

A titre d'exemple, comparez dans le tableau page suivante le discours tenu par les autorités sanitaires d'une part, et celui qu'il conviendrait de tenir si l'on voulait rester fidèle aux connaissances réelles de l'autre.

On voit clairement l'avantage qu'il y a pour le gouvernement et les experts à assurer que la prévention de l'ostéoporose passe par plus de calcium et plus de laitages. On a là un modèle linéaire simple avec un bénéfice visible, simple lui aussi, facile à communiquer, très médiatique. Evidemment, pour tenir ce discours, les experts sont obligés de prendre des libertés avec la physiologie et la biologie :

- l'idée que la rétention de calcium atteint un maximum lorsqu'on augmente les apports est une simplification ;

- l'adaptation de l'absorption intestinale du calcium n'est vue, dans ce modèle, que comme un moyen de prévenir les déficits en calcium et pas de protéger d'une surcharge calcique ;

- les valeurs seuil n'ont été mesurées que sur un petit groupe de filles et à court terme mais jamais à long terme ;

- les effets sur l'os d'une alimentation très riche en calcium ne sont que transitoires.

Mais les experts estiment qu'ils peuvent faire ce genre d'impasses, et ils le font d'autant plus facilement qu'ils sont pour la plupart très étroitement liés à l'industrie laitière. Ce faisant, ils prennent à titre personnel des risques considérables, comme ils en font courir à la population dans son ensemble. Pourquoi ? D'abord parce qu'en tenant ce discours caricatural on néglige forcément d'autres facteurs bénéfiques à l'os. Ensuite parce que leurs recommandations peuvent conduire à une consommation excessive de laitages, dont les conséquences sur la santé à long terme sont encore largement inconnues.

A l'inverse, l'idée défendue dans ce livre que l'on préviendra l'ostéoporose en mettant en oeuvre plusieurs mesures préventives, qui varient selon le mode de vie, le sexe, l'âge, etc. a l'inconvénient de n'être pas très facile à communiquer. Et même si le message passe, il est difficile à appliquer : il est toujours plus simple de changer un élément dans son mode de vie (plus de lait) que d'en modifier plusieurs (plus de sport, de fruits, de légumes, moins de sel, de viandes, de laitages, etc.).

DEUX POINTS DE VUE SUR L'OSTÉOPOROSE

	Les autorités sanitaires et l'industrie laitière	Le scientifique prudent
Pour prévenir l'ostéoporose, quel est l'objectif à poursuivre ?	L'os doit être aussi lourd que possible.	L'os devrait être aussi stable que possible.
Quel est le meilleur moyen pour y parvenir ?	Plus on consomme de calcium, plus l'os est lourd.	Le remodelage osseux doit être modéré.
Quel niveau de consommation de calcium ?	Aussi élevé que possible pour parvenir au pic maximal de masse osseuse.	Le calcium alimentaire n'est qu'un des facteurs qui modulent la solidité de l'os. Il ne doit ni manquer, ni être en excès.
Comment établir l'apport conseillé en calcium ?	Les besoins en calcium correspondent au niveau qui permet de retenir le plus de calcium.	Les besoins en calcium varient selon l'activité physique et l'environnement.
Pour prévenir l'ostéoporose, quelles doivent être les recommandations nutritionnelles ?	Il faut recommander une grande quantité d'aliments riches en calcium. Les laitages sont indispensables à raison de 3 à 4 par jour.	Il faut recommander une alimentation moins acidifiante (moins de protéines animales, moins de sel, plus de fruits et légumes). Les laitages ne sont pas indispensables. Il ne faut pas en consommer plus de 2 par jour.

COMMENT PRÉVENIR L'OSTÉOPOROSE ET LES MALADIES CHRONIQUES

SANS SE BOURRER DE LAIT

En l'état actuel des connaissances,
il est irresponsable de faire
la promotion des laitages.

PR WALTER WILLETT,
ECOLE DE SANTÉ PUBLIQUE DE HARVARD (BOSTON)

L'ECOLE DE SANTÉ PUBLIQUE DE HARVARD, qui fut la première à attirer l'attention des scientifiques sur le risque de cancer associé aux trois laitages quotidiens, conseille simplement de « *se procurer une à deux bonnes sources de calcium par jour* » parmi lesquelles figurent les légumes crucifères, les sardines, les amandes ou les laitages. Les laitages ne sont donc pas un passage obligé mais une option. Le Pr Willett ne croit d'ailleurs pas qu'il soit dangereux de consommer un laitage par jour.

QUANTITÉS D'ALIMENT QUI APPORTENT 100 MG DE CALCIUM

Tofu ferme coagulé avec du sulfate de calcium	14 g
Sardines en conserve, avec arêtes	26 g
Amandes	46 g
Figue séchée	61 g
Noix du Brésil	62 g
Lait demi-écrémé	85 g
Epinards cuits	89 g
Chou chinois	95 g
Chou rouge, cru	192 g
Brocoli	250 g
Chou vert cuit	312 g

LA MEILLEURE FAÇON DE MANGER

Il me semble que des recommandations alimentaires doivent d'abord avoir pour objectif de rétablir ou de préserver les grands équilibres métaboliques pour lesquels nous sommes depuis des millions d'années génétiquement faits, comme je l'ai exposé dans *Le Régime préhistorique.* [179]

Ces équilibres dépendent de :
- la densité calorique ;
- la charge glycémique ;
- l'équilibre acide-base ;

- le ratio sodium/potassium ;
- l'apport en fibres ;
- la densité nutritionnelle ;
- l'équilibre des acides gras.

Sur le site *LaNutrition.fr*, nous avons constitué une base de données exclusive de plus de 1 000 aliments et nous indiquons la manière dont chacun contribue à la plupart de ces paramètres nutritionnels.

L'alimentation moderne, adoptée par la majorité d'entre nous, ne permet ni d'atteindre, ni de conserver ces équilibres. Ce qui est plus inquiétant, c'est que les recommandations officielles n'y conduisent pas non plus, même si elles insistent sur des points positifs tels que manger un peu plus de fruits et de légumes et moins de sucre.

La **densité calorique**, c'est simplement le nombre de calories apporté par un gramme d'aliment. Plus la densité calorique d'un aliment est élevée, plus il apportera de calories à poids égal. La plupart des aliments modernes, raffinés, sucrés, et aussi ceux qui forment le socle des recommandations officielles – les céréales, les féculents – ont une densité calorique élevée. Les aliments caloriquement denses étaient peut-être intéressants au néolithique et jusqu'au XVIIIe siècle pour soutenir la croissance des populations et apporter de l'énergie rapide et pas chère aux travailleurs manuels, mais ils ne méritent plus d'être privilégiés aujourd'hui, alors que la majorité de la population est sédentaire et que l'on connaît les effets des régimes riches en énergie sur le vieillissement : plus on consomme de calories, plus nos cellules génèrent des radicaux libres qui accélèrent le vieillissement.

DENSITÉ CALORIQUE DE QUELQUES ALIMENTS

Beurre	7,2 kcal/g
Bacon grillé	5,4
Rôti de porc cuit	4,6
Céréales Nesquick	4
Pain au chocolat	4
Sandwich merguez-frites	3,2
Pain	2,8
Œuf au plat	2
Raisin	0,7
Mandarine	0,5
Carotte crue, aubergine, brocoli	0,4
Champignons	0,3

L'index glycémique (IG) permet de comparer l'impact sur le sucre sanguin de portions d'aliments qui renferment le même poids de glucides. Il nous dit simplement à quelle vitesse le glucose de cet aliment passe dans le sang. Il ne tient pas compte de la proportion de glucides qu'il renferme. Or, les effets d'un aliment sur l'organisme – l'amplitude du pic de glycémie et celle du pic d'insuline qui s'ensuit – dépendent de son IG mais également de la quantité qui est ingérée. Par exemple, la purée de pomme de terre et le pain blanc ont tout deux un IG élevé. Si vous mangez une seule tranche de pain, son impact sur le sucre sanguin sera plus faible que si vous avalez une pleine assiette de purée. En 1997, Walter Willett, de l'université de Harvard a proposé le concept de **charge glycémique** (CG). La charge glycémique d'un aliment évalue la capacité d'une portion courante de cet aliment à élever le sucre sanguin. Elle est également un bon indicateur de l'amplitude du pic d'insuline.

Les aliments consommés pendant des millions d'années jusqu'au paléolithique supérieur ont une charge glycémique basse.

Alors que les aliments issus du néolithique (céréales, pain, produits sucrés) ont généralement une charge glycémique élevée, en particulier lorsqu'ils sont raffinés.

Une charge glycémique élevée sollicite de grandes quantités d'insuline, une hormone qui favorise la prise de poids parce qu'en même temps qu'elle stimule la synthèse et le stockage des graisses, elle freine leur combustion. Les sédentaires qui consomment régulièrement de grandes quantités d'aliments à charge glycémique élevée ont un risque plus important de surpoids et d'obésité, de diabète, de maladies cardiovasculaires, de cancers. On pense que ces aliments favorisent la myopie chez l'enfant et la dégénérescence maculaire chez l'adulte.

Les laitages (à l'exception des fromages) ont un index glycémique et une charge glycémique faibles mais, on l'a vu dans ce livre, ils font autant monter l'insuline que le pain blanc, ce qui les rend très suspects.

Le fructose, que les industriels appellent « sucre de fruits » – et qu'ils ajoutent à de nombreux aliments en espérant attirer les déçus du sucre blanc – n'a d'effet ni sur le sucre sanguin, ni sur la sécrétion d'insuline. Chouette ? Hélas, il provoque une résistance à l'insuline et un pré-diabète chez l'animal et chez l'homme.

CHARGE GLYCÉMIQUE DE QUELQUES ALIMENTS (POUR UNE PORTION DE 100 G)

Rice Krispies	72
Corn flakes	70
Cheerios	54
Baguette	51
Sucre blanc	64
Frites	27
Carotte	2,6
Pomme	4,3
Orange	4,3
Lait écrémé	1,6

L'équilibre acide-base a été évoqué dans ce livre. L'alimentation fournit des ions hydrogène (acides) ou bicarbonates (basiques). Selon que les premiers prédominent ou pas, le sang est plus ou moins acide. Un excès d'acidité dans le sang peut augmenter les risques d'ostéoporose, de diabète, d'athérosclérose, d'hypertension et de certains cancers. Clairement, le régime moderne acidifie, alors que le régime ancestral, pré-agricole ou préhistorique est alcalinisant. L'homme a évolué pendant 7 millions d'années dans un tel univers. On peut penser que nous sommes génétiquement programmés pour nous y épanouir. Les chasseurs-cueilleurs modernes ont conservé un mode de vie qui les met à l'abri d'un excès d'acidité. Ainsi, dans une tribu de Nouvelle-Guinée, on a mesuré dans les années 1960 que les individus avaient un pH urinaire compris entre 7,5 et 9, en raison d'une alimentation riche en bicarbonate de potassium.

Anthony Sebastian, un chercheur de l'université de San Francisco et spécialiste reconnu dans ce domaine, estime que seul un changement net des habitudes alimentaires peut aider à rétablir le caractère fondamentalement basique de l'organisme, car tous les aliments du néolithique – céréales, laitages, sel et sucre – acidifient le sang. Les céréales seules entrent pour près de 40 % dans la charge acide libérée par l'alimentation moderne. Sur la base de l'étude américaine NHANES III, Sebastian a calculé qu'en remplaçant les céréales alimentaires par des noix, des fruits, des légumes et des haricots, on passerait d'une charge acide nette à une charge légèrement basique.

Le caractère acide ou basique des aliments est donné par l'indice Pral (*Potential renal acid load*). Les aliments dont l'indice Pral est négatif ont un effet basifiant sur l'organisme. Les aliments dont l'indice Pral est positif ont un effet acidifiant sur l'organisme. L'indice Pral est donné en milliéquivalents pour 100 g d'aliment.

INDICE PRAL DE QUELQUES ALIMENTS

Parmesan	+ 34,2 mEq/100 g
Camembert	+ 14,6
Œuf	+ 8,2
Viande de bœuf	+ 7,8
Spaghetti	+ 6,5
Baguette	+ 4,2
Yaourt au lait entier nature	+1,5
Pomme	- 2,2
Tomate	-3
Abricot	- 4,8
Carottes	- 4,9
Epinards	- 14
Figue séchée	- 18,1

Les végétaux, en plus d'être alcalinisants, apportent de grandes quantités de **potassium** et peu de **sodium**, un ratio adéquat pour le bon fonctionnement de nos cellules. Pendant des milliers d'années, nous avons toujours consommé des aliments pauvres en sodium et riches en potassium. Pendant plus de 90 % de son histoire notre espèce a suivi un régime à base de gibier, poisson, fruits, végétaux, noix et graines qui contenaient 5 à 10 fois plus de potassium que de sodium. Le sel est apparu dans l'alimentation quand l'homme s'est sédentarisé. En découvrant les vertus du sel pour conserver les aliments, il a aussi découvert son intérêt gustatif. Depuis, le rapport sodium/potassium alimentaire s'est progressivement inversé. Les dernières décennies ont vu l'avènement des plats préparés et parallèlement la chute vertigineuse de la consommation des produits frais. Aujourd'hui, un Français avale environ 12 g de sel par jour, parfois beaucoup plus et il ne consomme plus que 2 g de potassium par jour. Nous consommons donc aujourd'hui 2 à 4 fois plus de sodium que de potassium.

Ce déséquilibre entre le sodium et le potassium a des répercussions sur notre santé. Il favorise l'hypertension artérielle, les accidents vasculaires cérébraux, l'ostéoporose et les calculs rénaux. Pour rétablir l'équilibre sodium/potassium, il n'est pas nécessaire de manger sans sel. On peut y parvenir facilement à condition de saler moins, de choisir une eau riche en bicarbonates et surtout de moins dépendre des aliments industriels car ce sont eux les principaux vecteurs de sel. En mangeant des aliments frais, bruts non transformés, il est impossible de manger plus de sodium que de potassium.

Les végétaux apportent également des **fibres**. Les fibres constituent le squelette des plantes. Elles n'apportent pas de calories mais protègent contre les maladies cardiovasculaires et le cancer du côlon. Aujourd'hui, parce que nous consommons beaucoup moins de végétaux que nos ancêtres, nos apports en fibres sont nettement inférieurs (17 g par jour contre 47 g par jour au paléolithique pour le même nombre de calories consommées). Certes les céréales complètes qui ont fait irruption dans notre assiette au néolithique sont elles aussi une importante source de fibres mais, d'une part, à calories égales, elles sont largement supplantées par les fruits et les légumes et, d'autre part, elles nous parviennent aujourd'hui essentiellement raffinées donc débarrassées de leurs fibres.

La densité nutritionnelle reflète la richesse de l'alimentation en micronutriments essentiels. Elle se définit comme la quantité de vitamines, minéraux et oligoéléments par calorie fournie. Les aliments industriels, raffinés, sont pauvres en nutriments, alors que les végétaux, les fruits, les oléagineux secs, les céréales complètes, les abats, les fruits de mer ont une bonne densité nutritionnelle. Le plus souvent, les aliments les plus denses nutritionnellement coïncident avec les aliments les plus riches en antioxydants : vitamines C et E, sélénium, zinc, caroténoïdes, des micronutriments indispensables pour contenir le stress oxydant qui favorise le vieillissement et la plupart des maladies chroniques.

Ces aliments à densité nutritionnelle élevée sont ceux qui ont été consommés par nos ancêtres pendant des millions d'années, ceux dont nous avons besoin, ceux qui devraient être privilégiés.

Nous pensons que la **qualité des graisses** a plus d'importance que leur quantité. Nous ne sommes pas d'accord lorsque les autorités sanitaires et la plupart des nutritionnistes conseillent de limiter uniformément les graisses alimentaires, parce que cela peut conduire à se priver des bonnes graisses, comme par exemple les oméga-3 ou les phospholipides. D'après le Pr Loren Cordain (université du Colorado), l'alimentation des origines était probablement pauvre en graisses saturées et au contraire riche en graisses monoinsaturées et polyinsaturées. Le rapport entre les deux familles de graisses polyinsaturées, les oméga-6 et les oméga-3 devait être compris à l'époque entre 3 pour 1 et 2 pour 1. Ce ratio auquel nous sommes génétiquement adaptés est idéal pour le bon fonctionnement d'une multitude de processus métaboliques. En particulier, il réduit le risque de développer des maladies inflammatoires.

Depuis le néolithique, la part des graisses saturées dans notre alimentation n'a cessé d'augmenter et le rapport oméga-6/oméga-3 n'a cessé de se dégrader.

Nos recommandations permettent de maintenir un bon équilibre entre les différentes familles d'acides gras. Les huiles et les graisses que nous conseillons apportent de grandes quantités d'acides gras monoinsaturés (14 à 20 % de l'apport énergétique), relativement peu d'acides gras saturés (10 %) et quelques graisses polyinsaturées (5 à 6 %) avec un ratio oméga-6/oméga-3 bas (proche de 2 à 3 pour 1). Les études montrent que cette combinaison d'acides gras est idéale pour être en bonne santé.

LA PYRAMIDE ALIMENTAIRE DE LANUTRITION.FR

Nous avons établi sur le site *LaNutrition.fr* des conseils alimentaires qui permettent de respecter les grands équilibres que l'on vient de passer en revue. Ces conseils, nous avons choisi de les représenter sous la forme d'une pyramide : le socle est constitué des aliments à consommer le plus fréquemment. Au fur et à mesure que l'on se rapproche du sommet, la fréquence diminue.

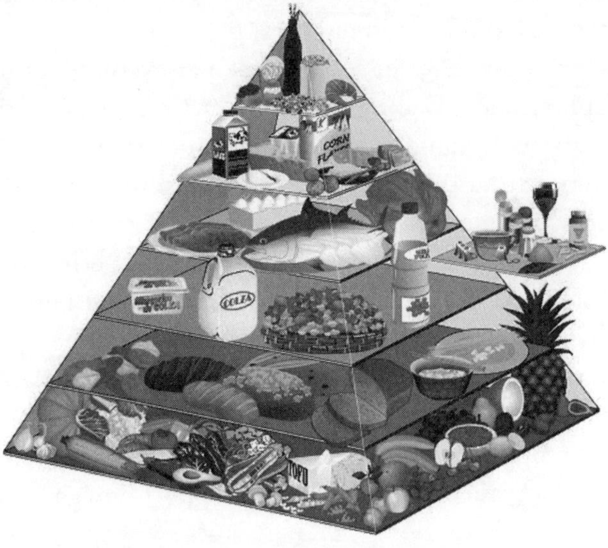

Pyramide alimentaire de LaNutrition

Le socle de la pyramide de *LaNutrition* est constitué des légumes, des tubercules à index glycémique bas, des plantes racinaires, des légumes secs et légumineuses dont le soja, des fruits frais et fruits secs, qui devraient fournir la plus grande part des calories quotidiennes. Nous recommandons de manger **5 à 12 portions par jour** de ce groupe alimentaire.

Les fruits et les légumes ne devraient pas être achetés en

supermarchés parce que les grandes surfaces prennent des marges exorbitantes sur ces aliments (sans toujours rémunérer correctement les producteurs). Ces fruits et légumes ont souvent été arrosés de pesticides (tomates cultivées en serre), ou alors il s'agit d'espèces hybrides, créées par des semenciers pour durer le plus longtemps possible, au détriment du goût et de la présence de gènes intéressants pour la santé. Mieux vaut se tourner vers des producteurs ou des magasins bio, ou des filières de vente directe comme les Associations pour le Maintien d'une Agriculture Paysanne (AMAP).

Le premier étage est constitué des pâtes, riz et pain complets ou semi-complets, biscuits secs, qui peuvent être consommés à raison de **5 à 8 portions par jour**, ce qui est bien moins que les recommandations officielles. Les raisons de diminuer les céréales sont multiples, elles ont été évoquées dans ce livre (lire page 188).

Au deuxième étage, on trouve les graisses ajoutées qui respectent les bons équilibres entre acides gras : huiles de colza et d'olive et margarine de colza pour l'assaisonnement, huile d'olive pour la cuisson, graisse d'oie le cas échéant. Encore une fois, il est préférable d'acheter ses huiles vierges et bio. Les oléagineux (noix) sont aussi à ce niveau. Nous conseillons 2 **à** 4 **portions par jour**.

Au troisième étage, les viandes, la volaille, le poisson, les fruits de mer, les œufs, à consommer à raison de **0 à 2 portions par jour**, ce qui rend la pyramide accessible aux végétariens. Les viandes rouges sont plutôt indiquées chez l'enfant et la femme entre 15 et 50 ans en raison des besoins en fer. Les poissons peuvent être consommés maigres ou gras, comme on le fait à Okinawa, sachant que les poissons gras, les coquillages et les crustacés apportent des acides gras oméga-3 à longues chaînes. On peut les acheter surgelés même s'il est préférable de les consommer frais. Dans la catégorie poisson gras, la sardine, la maquereau et le hareng présentent plusieurs avantages : on les trouve en abondance naturellement – la pêche ne menace pas les réserves halieutiques – et ils ne sont pas chers. Les poissons gras peuvent être accommodés en marinades ou cuits à la vapeur douce ou encore pochés. Mieux vaut éviter la cuisson au four et la friture.

Les œufs seront choisis de préférence bio, ou riches en oméga-3. Le jaune d'œuf est alors un concentré de nutriments avec en plus la lutéine pour les yeux et les phospholipides pour le cerveau.

A cet étage, pour le plaisir, on trouve aussi le chocolat noir (0 à 2 portions par jour).

UNE PORTION, EN NUTRITION ÇA VEUT DIRE QUOI ?

Fruits : 90 à 150 g, soit 1 gros fruit ou 2 fruits moyens ou 3 à 4 petits fruits
Fruits séchés : 20 g, soit deux unités
Légumes : de 50 g pour la salade verte à 200 g pour les aubergines cuites par exemple
Légumineuses cuites : 100 à 130 g
Tofu : 100 g
Céréales du petit déjeuner : 30 g soit 1 tasse
Riz cuit : 100 g
Pâtes et semoule cuites : 85 g
Pain : 35 g pour une tranche de pain spécial ou 1/7e de baguette
Huile : 10 g soit une cuillère à soupe
Oléagineux : 30 g soit environ 2 poignées
Viande, poisson : 80 g
Chocolat noir : 15 g
Laitages : 45 g pour les fromages, 250 ml pour le lait soit un verre, 125 g pour les yaourts soit un pot, 20 g pour la crème fraîche soit, une cuillère à soupe.

Au quatrième niveau se trouvent les laitages : yaourt, lait, beurre, fromage. Nous conseillons de réduire leur place dans l'alimentation, soit **0 à 2 portions maximum par jour** au lieu des 3 à 4 portions conseillées par la plupart des nutritionnistes et par les autorités sanitaires. Les laitages n'ont absolument pas fait la preuve qu'ils préviennent l'ostéoporose et en plus, ils sont suspectés de favoriser des cancers, des maladies cardiovasculaires, la maladie de Parkinson et des maladies auto-immunes. Ce qui fait beaucoup.

A cet étage nous avons aussi placé les charcuteries et le pain blanc (baguette), les corn flakes, le riz blanc, la pomme de terre.

La pointe de la pyramide est occupée par les aliments occasionnels : frites, confiseries, gâteaux industriels, viennoiseries, sodas, oléagineux grillés salés, à consommer à raison de **0 à 3 portions par semaine**.

En marge de la pyramide, nous conseillons :
- un verre de vin pour ceux qui boivent de l'alcool (0 à 3 par jour) ;
- une tasse de thé ou de tisane (1 à 5 par jour) ;
- aromates et/ou épices : à chaque repas ;
- un complément minéro-vitaminique quotidien qui apporte 100 % des apports conseillés (sans fer, cuivre, manganèse, fluor) ;
- et pour tous ceux qui résident au-dessus du 42e parallèle (latitude des Pyrénées), un supplément de vitamine D, 400 à 800 UI par jour de novembre à mars.

Ces conseils alimentaires n'ont rien de contraignant ; ils sont simplement là pour servir de « boussole » ou de repère lorsqu'on fait ses courses par exemple. On peut bien sûr s'en écarter occasionnellement.

Que valent ces recommandations ? Sur la base des études publiées à ce jour, un tel régime nous rapproche de l'environnement dans lequel nos ancêtres ont baigné. Surtout si vous y ajoutez l'activité physique. Il permet de maigrir si l'on a des kilos en trop, améliore les principaux facteurs de risque cardiovasculaire (cholestérol, triglycérides, pression artérielle, homocystéine, protéine C-réactive...), apporte une protection contre les principales maladies chroniques.

En 2002, l'équipe de l'Ecole de santé publique de Harvard a modélisé des conseils proches de ceux de *LaNutrition.fr* pour évaluer leur effet sur la santé de 106 000 personnes (la principale différence vient de la place des céréales, un peu plus importante dans le modèle de Harvard). Les hommes qui s'alimentent selon les canons de Harvard ont un risque cardiovasculaire réduit de 40 % (30 % chez les femmes). Globalement, avec un tel régime, le risque de maladie chronique grave est réduit de 20 % chez les hommes et de 10 % chez les femmes.

C'est deux fois plus que ce que permettent les recommandations officielles. [180]

NOTES ET RÉFÉRENCES

CONFESSIONS D'UN EX-BUVEUR (DE LAIT)

1. NORAT T. *Dairy products and colorectal cancer. A review of possible mechanisms and epidemiological evidence.* Eur J Clin Nutr 2003 ; 57(1) : 1-17.

2. CHO E. *Dairy foods, calcium, and colorectal cancer: a pooled analysis of 10 cohort studies.* J Natl Cancer Inst 2004 Jul 7 ; 96(13) : 1015-1022.

3. BINGHAM S. *The fibre-folate debate in colo-rectal cancer.* Proc Nutr Soc 2006 ; 65(1) : 19-23.

4. ANONYME. *Probiotic veg sales in a pickle ?* http://www.nutraingredients-usa.com, 9 novembre 2006.

COMMENT ON VOUS A FAIT CROIRE QUE LE LAIT EST L'ALIMENT IDÉAL

5. LAURIOUX B. *Manger au Moyen Age.* Hachette, Vie quotidienne (Paris), 2001.

6. ATKINS PJ. *The milk in schools scheme, 1934-45 : 'nationalization' and resistance.* History of Education 2005 ; 34 (1) : 1-21.

7. *Good Housekeeping's Book of Good Meals.* Good Housekeeping (New York, NY, Etats-Unis) 1927 : 228-229.

8. NOURRISSON D. (textes rassemblés par) : *A votre santé ! Education et santé sous la IVe République.* Publications de l'université de Saint-Etienne (Saint Etienne), 2002.

9. CALMON J-H. *Jean Raffarin et le monde paysan dans le gouvernement de Pierre Mendès France.* In : Franche D et Léonard Y. *Pierre Mendès France et la démocratie locale.* Presses Universitaires de Rennes (Rennes), 2004.

10. Sénat, séance du 4 novembre 1997.

COMMENT ON POUSSE LE LAIT DANS VOTRE GOSIER

11 . WAHLE KW. *Conjugated linoleic acids : are they beneficial or detrimental to health ?* Prog Lipid Res 2004 ; 43(6) : 553-87.

12. RISERUS U. *Trans fatty acids and insulin resistance.* Atheroscler Suppl. 2006 ; 7(2) : 37-9.

LES PREUVES QUE LES LAITAGES NE PRÉVIENNENT PAS L'OSTÉOPOROSE

13. HEANEY RP. *Calcium, dairy products and osteoporosis.* J Am Coll Nutr 2000 Apr ; 19(2 Suppl) : 83S-99S.

14. WEINSIERRL. *Dairy foods and bone health: examination of the evidence.* American Journal of Clinical Nutrition 2000 ; 72 : 681-689.

15. WEINSIER RL, KRUMDIECK C. *Reply to CM Weaver and RP Heaney.* Am J Clin Nutr 2001 ; 73(3) : 660-661.

16. ASPRAY TJ. *Low bone mineral content is common but osteoporotic fractures are rare in elderly rural Gambian women.* J Bone Miner Res 1996 ; 11 : 1019-1025.

17. TSAI KS. *Osteoporotic fracture rate, bone mineral density and bone metabolism in Taiwan.* J Formosan Med Assoc 1997 ; 96 : 802-805.

18. WILKIN TJ. *Bone densitometry is not a good predictor of hip fracture.* BMJ 2001 ; 323 : 795-797.

19. LANOU AJ, BERKOW SE, BARNARD ND. *Calcium, dairy products, and bone health in children and young adults: a reevaluation of the evidence.* Pediatrics. 2005 Mar ; 115(3) : 736-43.

20. KANIS JA. *A meta-analysis of milk intake and fracture risk : low utility for case-finding.* Osteoporosis Int 2005 ; 16(7) : 799-804.

21. PRENTICE A. *Nutrition and Bone Health Research.* Medical Research Council Scientific Report 1998-2002.

22. JOINT FAO/WHO EXPERT CONSULTATION. *Human vitamin and mineral requirements.* World Health Organization, Rome (Italie), 2002.

23. FUJITA T. *Comparison of osteoporosis and calcium intake between Japan and the United States.* Proc Soc Exp Biol Med 1992 ; 200(2) : 149-152.

24. BAUER RL. *Ethnic differences in hip fracture : a reduced incidence in Mexican Americans.* Am J Epidemiol 1988 ; 127(1) : 145-149.

25. KESSENICH CR. *Osteoporosis and african-american women.* Womens Health Issues 2000 ; 10(6) : 300-304.

26. MIJIYAWA MA. *Rheumatic diseases in hospital outpatients in Lome.* Rev Rhum Mal Osteoartic 1991 ; 58(5) : 340-354.

27. BARSS P. *Fractured hips in rural Melanesians : a nonepidemic.* Trop Geogr Med 1985 ; 37(2): 156-159.

28. FRASSETTO LA. *Worldwide incidence of hip fracture in elderly women : relation to consumption of animal and vegetable foods.* J Gerontology 2000 ; 55 : 585-592.

29. LEUNG SSF. *The calcium absorption of Chinese children in relation to their intake.* Hong-Kong Medical Journal 1995 ; 1(1) : 58-62.

30. LEUNG SSF. *Fat intake in Hong Kong Chinese children.* Am J Clin Nutr 2000 ; 72(suppl) : 1373-1378S.

31. NIH. *Osteoporosis in Asian-American women.* National Institutes of

Health Osteoporosis and Related Bone Diseases, 2002.

32. PASPATI I. *Hip fracture epidemiology in Greece during 1977-1992.* Calcif Tissue Int 1998 ; 62(6) : 542-547.

POURQUOI VOUS RISQUEZ D'AVOIR LES OS MOINS SOLIDES EN BUVANT PLUS DE LAIT : UNE EXPLICATION À L'ÉPIDÉMIE D'OSTÉOPOROSE

33. KLOMPMAKER TR. *Lifetime high calcium intake increases osteoporotic fracture risk in old age.* Medical Hypotheses 2005 ; 65(3) : 552-558.

34. DENNISON E, YOSHIMURA N, HASHIMOTO T, COOPER C. *Bone loss in Great Britain and Japan : a comparative longitudinal study.* Bone 1998 ; 23(4) : 379-382.

35. KIN K, LEE JH, KUSHIDA K, ET AL. *Bone density and body composition on the Pacific rim: a comparison between Japan-born and U.S.-born Japanese–American women.* J Bone Miner Res 1993; 8(7) : 861-869.

36. LING X, CUMMINGS SR, MINGWEI Q, ET AL. *Vertebral fractures in Beijing, China: the Beijing osteoporosis project.* J Bone Miner Res 2000 ; 15(10) : 2019-2025.

37. WANG Q, RAVN P, WANG S, OVERGAARD K, HASSAGER C, CHRISTIANSEN C. *Bone mineral density in immigrants from southern China to Denmark. A cross-sectional study.* Eur J Endocrinol 1996 ; 134(2) : 163-167.

38. DIBBA B, PRENTICE A, LASKEY MA, STIRLING DM, COLE TJ. *An investigation of ethnic differences in bone mineral, hip axis length, calcium metabolism and bone turnover between West African and Caucasian adults living in the United Kingdom.* Ann Hum Biol 1999 ; 26(3) : 229-242.

39. DI GREGORIO GB. *Attenuation of self-renewal of transit-amplifying osteoblast progenitors in the murine bone marrow by 17 beta-estradiol.* J Clin Invest 2001 ; 107 : 803-812.

40. JILKA RL. *Osteoblast progenitor fate and age-related bone loss.* J Musculoskel Neuron Interact 2002 ; 2(6) : 581-583.

41. KANATANI M. *Effect of elevated extracellular calcium on the proliferation of osteoblastic MC3T3-E1 cells.* Biochem Biophys Res Commun 1991 ; 181(3) : 1425-1430.

42. CHATTOPADHYAY N. *Mitogenic action of calcium-sensing receptor on rat calvarial osteoblasts.* Endocrinology. 2004 Jul ; 145(7) : 3451-3462.

43. DVORAK MM. *Physiological changes in extracellular calcium concentration directly control osteoblast function in the absence of calciotropic hormones.* Proc Natl Acad Sci U S A 2004 Apr 6 ; 101(14) : 5140-5145.

44. OLNEY RC. *Regulation of bone mass by growth hormone.* Med Pediatr Oncol 2003 Sep ; 41(3) : 228-234.

45. MORII H. *Adequate calcium intake and osteoblast function.* Clin Calcium 2006 Jan ; 16(1) : 92-95.

46. GOLDIN BR. *The relationship between estrogen levels and diets of Caucasian American and Oriental immigrant women.* American Journal of Clinical Nutrition 1986 Vol 44 : 945-953.

47. SYED F. *Mechanisms of sex steroid effects on bone.* Biochem Biophys Res Commun 2005 ; 328(3) : 696-699.

48. CAMPBELL TC, CAMPBELL TM. *The China Study. Benbella Books* (Dallas, Texas, Etats-Unis), 2004.

L'ÉPIDÉMIE SILENCIEUSE QUI TOUCHE 5 MILLIONS DE FRANÇAIS

49. VONK R. *Lactose (mal)digestion evaluated by the 13C-lactose digestion test.* Eur J Clin Invest 2000 Feb ; 30(2) : 140-146.

50. BRINES J. *Adult Lactose Tolerance Is Not an Advantageous Evolutionary Trait.* Pediatrics 2004 ; 114 (55) : 1372-1372.

51. MATTHEWS SB. *Systemic lactose intolerance : a new perspective on an old problem.* Postgrad Med J 2005 ; 81 : 167-173.

52. GRIMBACHER B, PETERS T, PETER H-H. *Lactose-intolerance may induce severe chronic eczema.* Int Arch Allergy Immunol 1997 ; 113 : 516-518.

53. TREUDER R, TEBBE B, STEINHOFF M, ET AL. *Familial aquagenic urticaria associated with familial lactose intolerance.* J Am Acad Dermatol 2003 ; 47 : 611-613.

54. MATTHEWS SB, CAMPBELL AK. *When sugar is not so sweet.* Lancet 2000 ; 355 : 1309.

55. MATTHEWS SB, CAMPBELL AK. *Neuromuscular symptoms associated with lactose intolerance.* Lancet 2000 ; 356 : 511.

56. MATTHEWS SB, CAMPBELL AK. *Lactose intolerance in the young: a new perspective.* Welsh Paediatric J 2004 ; 20 : 56–66.

57. MATTHEWS SB. *Systemic lactose intolerance : a new perspective on an old problem.* Postgrad Med J 2005 ; 81 : 167-173.

58. SINGH D. *Lactose intolerance in health and chronic diarrhoea.* Clinician 1985 ; 49(1): 21-25.

59. MARTEAU A & P. *Entre intolérance au lactose et maldigestion.* Cah Nutr Diét 2005 40(HS1):20-23.

LA PROTÉINE DU LAIT QUI DÉCLENCHE LES TUMEURS

60. MADHAVAN TV. *The effect of dietary protein on carcinogesis of aflatoxin.* Arch Path 1968 ; 85 : 133-137.

DANS LE LAIT, UN ACCÉLÉRATEUR DE CANCERS

61. KOMLOS J. *Histoire anthropométrique de la France de l'Ancien Régime.* Histoire Economie et Société 2003 ; 4 : 519-536.

62. WILEY AS. *Does milk make children grow ? Relationships between milk consumption and height in NHANES 1999-2002.* Am J Hum Biol 2005 ; 17(4) : 425-441.

63. HANKINSON SE, WILLETT WC, COLDITZ GA, HUNTER DJ, MICHAUD DS, DEROO B, ROSNER B, SPEIZER FE, POLLAK M. *Circulating concentrations of insulin-like growth factor-I and risk of breast cancer.* Lancet 1998 ; 351 : 1393-1396.

64. Bruning PF, Van Doorn J, Bonfrer JMG. *Insulin-like growth-factor-binding protein 3 is decreased in early-stage operable premenopausal breast cancer.* Int. J. Cancer 1995 ; 62 : 266-270.

65. Toniolo P, Bruning P, Akhmedkhanov A, Bronfrer J, Koenig K, Lukanova A, Shore R, Zeleniuch-Jacquotte A. *Serum insulin-like growth factor-I and breast cancer.* Int J Cancer 2000 ; 88 : 828-832.

66. Chan JM, Stampfer MJ, Giovannucci E, Gann PH, Ma J, Wilkinson P, Hennekens CH, Pollak M. *Plasma insulin-like growth factor-I and prostate cancer risk: a prospective study.* Science (Wash. DC) 1998 ; 279 : 563-566.

67. Wolk A, Mantzoros CS, Andersson S-O, Bergström R, Signorello LB, Lagiou P, Adami H-O, Trichopoulos D. *Insulin-like growth factor 1 and prostate cancer risk: a population-based, case-control study.* J. Natl. Cancer Inst 1998 ; 90 : 911-915.

68. Harman S, Metter E, Blackman M, Landis P, Carter H. *Serum levels of insulin-like growth factor 1 (IGF-I), IGF-II, IGF-binding protein-3, and prostate-specific antigen as predictors of clinical prostate cancer.* J. Clin. Endocrinol. Metab 2000 ; 85 : 4258-4265.

69. Juskevich JC, Guyer CG. *Bovine growth hormone: human food safety evaluation {see comments}.* Science (Wash. DC) 1990 ; 249 : 875-884.

70. Kimura T, Murakawa Y, Ohno M, Ohtani S, Higaki K. *Gastrointestinal absorption of recombinant human insulin-like growth factor-I in rats.* J Pharmacol Exp Ther 1997 Nov ; 283(2): 611-618.

71. Philipps AF. *Absorption of milk-borne insulin-like growth factor-I into portal blood of suckling rats.* J Pediatr Gastroenterol Nutr 2000 ; 31(2): 128-135.

72. Philipps AF, Anderson GG, Dvorak B, Williams CS, Lake M, Lebouton AV, Koldovsky O. *Growth of artificially fed infant rats : effect of supplementation with insulin-like growth factor I. Am.* J. Physiol 1997 ; 272 : R1532-R1539.

73. Hoppe C. *Animal protein intake, serum insulin-like growth factorI, and growth in healthy 2.5-y-old Danish children.* Am J Clin Nutr 2004 ; 80(2) : 447-452.

74. Purup S. *Biological activity of bovine milk on proliferation of human intestinal cells.* J Dairy Res 2006 ; 15 : 1-8.

75. Hoppe C. *Protein intake at 9 mo of age is associated with body size but not with body fat in 10-y-old Danish children.* Am J Clin Nutr 2004 Mar ; 79(3) : 494-501.

76. Rogers I. *Milk as a food for growth ? The insulin-like growth factors link.* Public Health Nutr 2006 ; 9(3) : 359-368.

77. Cadogan J. *Milk intake and bone mineral acquisition in adolescent girls : randomised, controlled intervention trial.* BMJ 1997 ; 315 : 1255-1260.

78. Morimoto LM. *Variation in plasma insulin-like growth factor-I and insulin-like binding protein-3:personal and lifestyle factors.* Cancer Causes Control 2005 ; 16(8) : 917-927.

79. Ma J, Giovannucci E, Pollak M, Chan J, Gaziano M, Willett W, Stampfer M. *Milk intake, circulating levels of IGF-1 and risk of colorectal cancer in men.* J. Natl. Cancer Inst 2001 ; 93 : 1330-1336.

80. HOLMES MD. *Dietary Correlates of Plasma Insulin-like Growth Factor I and Insulin-like Growth Factor Binding Protein 3 Concentrations.* Cancer Epidemiology Biomarkers & Prevention 2002 ; 11 : 852-861.

81. HEANEY R, MCCARRON D, DAWSON-HUGHES B, OPARIL S, BERGA S, STERN J, BARR S, ROSEN C. *Dietary changes favorably affect bone remodeling in older adults.* Am Diet Assoc 1999 ; 99 : 1229-1233.

82. ROSE DP. *International comparisons of mortality rates for cancer of the breast, ovary, prostate and colon and per capita food consumption.* Cancer 1986 ; 58 : 2363-2371.

83. WORLD CANCER RESEARCH FUND/AMERICAN INSTITUTE FOR CANCER RESEARCH. *Food, Nutrition and the Prevention of Cancer : a global perspective.* American Institute for Cancer Research (Washington, DC, Etats-Unis), 1997.

84. GANMAA D. *Incidence and mortality of testicular and prostatic cancers in relation to world dietary practices.* Int J Cancer 2002 ; 98(2) : 262-267.

85. TALAMINI R. *Nutrition, social factors and prostatic cancer in a Northern Italian population.* Br J Cancer 1986 ; 53 : 817-821.

METTLIN C. *Beta-carotene and animal fats and their relationship to prostate cancer risk.* Cancer 1989; 64 : 605-612.

TALAMINI R. *Diet and prostate cancer : a case-control study in Northern Italy.* Nutr Cancer 1992 ; 118 :277-286.

DE STEFANI E. *Tobacco, alcohol, diet and risk of prostate cancer.* Tumori 1995 ; 81 : 315-320.

CHAN JM. *Dairy products, calcium, phosphorous, vitamin D, and risk of prostate cancer.* Cancer Causes and Control 1998 ; 9 : 559-566.

HAYES RB. *Dietary factors and risks for prostate cancer among blacks and whites in the United States.* Cancer Epidemiol Biomar Prev 1999 ; 8 : 25-34.

86. ROTKIN ID. *Studies in the epidemiology of prostatic cancer: expanded sampling.* Cancer Treatment Reports, 1977 ; 61 : 173-180.

SCHUMAN LM. *Minneapolis-St. Paul, Minnesota case-control study, 1976-1979.* In : Magnus K (Ed.).*Trends in Cancer Incidence : Causes and Practical Implications.* Hemisphere Publishing (Washington, D.C., Etats-Unis), 1982 : 345-354.

MISHINA T. *Epidemiological study of prostatic cancer by matched-pair analysis.* Prostate 1985 ; 6 : 423-436.

TZONOU A. *Diet and cancer of the prostate: a case-control study in Greece.* Int J Cancer 1999 ; 80 : 704-708.

87. GRÖNBERG H. *Total food consumption and body mass index in relation to prostate cancer risk: a case-control study in Sweden with prospectively collected exposure data.* J Urology 1996 ; 155 : 969-974.

EWINGS P. *A case-control study of cancer of the prostate in Somerset and east Devon.* Br J Cancer 1996; 74 : 661-666.

88. SNOWDON DA. *Diet, obesity, and risk of fatal prostate cancer.* Am J Epidemiology 1984 ; 120 : 244-250.

LEMARCHAND L. *Animal fat consumption and prostate cancer : a prospective study in Hawaii.* Epidemiology 1994 ; 5 : 276-282.

GIOVANNUCCI E. *Calcium and fructose intake in relation to risk of prostate cancer.* Cancer Res 1998 ; 58 : 442-447.

SCHUURMAN AG. *Animal products, calcium and protein and prostate cancer risk in the Netherlands Cohort Study.* Br J Cancer 1999 ; 80 : 1107-1113.

CHAN JM. *Dairy products, calcium, and prostate cancer risk in the Physicians' Health Study.* Am J Clin Nutr 2001 ; 74 : 549-54.

89. GIOVANNUCCI E. *Calcium and fructose intake in relation to risk of prostate cancer.* Cancer Res 1998 ; 58 : 442-447.

90. HIRAYAMA T. *Epidemiology of prostate cancer with special reference to the role of diet.* Natl Cancer Inst Monogr 1979 ; 53 : 149-155.

MILLS PK. *Cohort study of diet, lifestyle, and prostate cancer in Adventist men.* Cancer 1989 ; 64 : 598-604.

SEVERSON RK. *A prospective study of demographics, diet, and prostate cancer among men of Japanese ancestry in Hawaii.* Cancer Res 1989 ; 49 : 1857-1860.

THOMPSON MM. *Heart disease risk factors, diabetes, and prostatic cancer in an adult community.* Am J Epidemiol 1989 ; 129 : 511-517.

Hsing AW. *Diet, tobacco use, and fatal prostate cancer: results from the Lutheran brotherhood cohort study.* Cancer Res 1990 ; 50 : 6836-6840.

VEIEROD MB. *Dietary fat intake and risk of prostate cancer: a prospective study of 25,708 Norwegian men.* Int J Cancer 1997 ; 73 : 634-638.

91. QIN L-Q. *Milk Consumption Is a Risk Factor for Prostate Cancer : Meta-Analysis of Case-Control Studies.* Nutr Cancer 2004 ; 48(1) : 22-27.

92. GAO X. *Prospective studies of dairy product and calcium intakes and prostate cancer risk: a meta-analysis.* J Natl Cancer Inst 2005 Dec 7 ; 97(23) : 1768-1777.

93. TSENG M. *Dairy, calcium and vitamin D intakes and prostate cancer risk in the National Health and Nutrition Examination Epidemiologic Follow-up Study Cohort.* Am J Clin Nutr 2005 ; 81 : 1147-1154.

94. PENG L, MALLOY PJ, FELDMAN D. *Identification of a Functional Vitamin D Response Element in the Human Insulin-Like Growth Factor Binding Protein-3 Promoter.* Mol. Endocrinol 200 ; 18 : 1109-1119.

95. CHAN JM, STAMPFER MJ, MA J, GANN P, GAZIANO JM, POLLAK M, GIOVANNUCCI E. *Insulin-like growth factor-I (IGF-I) and IGF binding protein-3 as predictors of advanced-stage prostate cancer.* J Natl Cancer Inst 2002 Jul 17 ; 94(14) : 1099-1106.

96. HOPPE C. *Cow's Milk and Linear Growth in Industrialized and Developing Countries.* Ann Rev Nutr 2006 ; 26 : 131-173.

97. MALLARD J. *Insémination artificielle et production laitière bovine : répercussions d'une biotechnologie sur une filière de production.* Productions animales 1998 ; 11 : 33-39.

98. INSTITUT PASTEUR DE LILLE. *Os et nutrition : quoi de neuf ? Les 8èmes entretiens de nutrition.* 9 juin 2006, Lille (France).

99. WILEY AS. *Does milk make children grow ? Relationships between milk consumption and height in NHANES 1999-2002.* Am J Hum Biol 2005 ; 17 : 425-441.

100. GANMAA D. *The possible role of female sex hormones in milk from pregnant cows in the development of breast, ovarian and corpus uteri cancers.* Med Hypotheses 2005 ; 65(6) : 1028-1037.

101. GARNER MJ, BIRKETT NJ, JOHNSON KC, SHATENSTEIN B, GHADIRIAN P, KREWSKI D; *Canadian Cancer Registries Epidemiology Research Group. Dietary risk factors for testicular carcinoma.* Int J Cancer 2003 Oct 10 ; 106(6) : 934-41. Erratum in: Int J Cancer. 2003 ; 107(6) : 1059.

102. LI XM, GANMAA D, QIN LQ, LIU XF, SATO A. *The effects of estrogen-like products in milk on prostate and testes.* Zhonghua Nan Ke Xue 2003 ; 9(3) : 186-190.

103. LARSSON S. *Milk and lactose intakes and ovarian cancer risk in the Swedish Mammography Cohort.* American Journal of Clinical Nutrition 2004 ; 80(5) : 1353-1357.

104. GENKINGER JM, HUNTER DJ, SPIEGELMAN D, ANDERSON KE, ARSLAN A, BEESON WL, BURING JE, FRASER GE, FREUDENHEIM JL, GOLDBOHM RA, HANKINSON SE, JACOBS DR JR, KOUSHIK A, LACEY JV JR, LARSSON SC, LEITZMANN M, MCCULLOUGH ML, MILLER AB, RODRIGUEZ C, ROHAN TE, SCHOUTEN LJ, SHORE R, SMIT E, WOLK A, ZHANG SM, SMITH-WARNER SA. *Dairy products and ovarian cancer: a pooled analysis of 12 cohort studies.* Cancer Epidemiol Biomarkers Prev 2006 Feb ; 15(2) : 364-372.

LE LAIT QUI FAIT MAIGRIR (ENFIN... PRESQUE !)

105. ZEMEL MB, THOMPSON W, MILSTEAD A, MORRIS K, CAMPBELL P. *Calcium and dairy acceleration of weight and fat loss during energy restriction in obese adults.* Obes Res 2004 ; 12 : 582-590.

106. ZEMEL MB, RICHARDS J, MATHIS S, MILSTEAD A, GEBHARDT L, SILVA E. *Dairy augmentation of total and central fat loss in obese subjects.* Int J Obes (Lond) 2005 Apr ; 29(4) : 391-397.

107. ZEMEL MB. *Effects of Calcium and Dairy on Body Composition and Weight Loss in African-American Adults.* Obesity Research 2005 ; 13 : 1218-1225.

108. SHAPSES SA. *Effect of calcium supplementation on weight and fat loss in women.* J Clin Endocrinol Metab 2004 ; 89 : 632-637.

109. JENSEN LB. *Bone mineral changes in obese women during a moderate weight loss with and without calcium supplementation.* J Bone Miner Res 2001 ; 16 : 141-147.

110. BOWEN J, NOAKES M, CLIFTON PM. *A high dairy protein, high-calcium diet minimizes bone turnover in overweight adults during weight loss.* J Nutr 2004 Mar ; 134(3) : 568-573.

111. THOMPSON W. *Effect of Energy-Reduced Diets High in Dairy Products and Fiber on Weight Loss in Obese Adults.* Obesity Research 2005 ; 13 : 1344-1353.

112. HARVEY-BERINO J, PINTAURO S, BUZZELL P, GOLD EC. *Effect of internet support on the long-term maintenance of weight loss.* Obes Res 2004 Feb ; 12(2) : 320-329.

113. Zemel MB, Teegarden D, Van Loan M. *Role of dairy products in modulation of weight and fat loss : A multi-center trial.* FASEB J 2004 ; 18 : A845.

114. Barr S. *Increased dairy product or calcium intake : Is body weight or composition affected in humans ?* J Nutr 2003 ; 133 : 245S-248S.

115. Trowman R, Dumville JC, Hahn S, Torgerson DJ. *A systematic review of the effects of calcium supplementation on body weight.* Br J Nutr 2006 Jun ; 95(6) : 1033-1038.

116. Huang TT, McCrory MA. *Dairy intake, obesity, and metabolic health in children and adolescents: knowledge and gaps.* Nutr Rev 2005 Mar ; 63(3) : 71-80.

117. Rajpathak SN, Rimm EB, Rosner B, Willett WC, Hu FB. *Calcium and dairy intakes in relation to long-term weight gain in US men.* Am J Clin Nutr 2006 Mar ; 83(3) : 559-566.

DIABÈTE ET SCLÉROSE EN PLAQUES, UNE MÊME ORIGINE ?

118. Onkamo P, Vaananen S, Karvonen M, Tuomilehto J. Worldwide *increase in incidence of type I diabetes - the analysis of the data on published incidence trends.* Diabetologia 1999 ; 42 : 1395-1403.

119. Nentwich I. *Antigenicity for Humans of Cow Milk Caseins, Casein Hydrolysate and Casein Hydrolysate Fractions.* Acta Vet Brno 2004 ; 73 : 291-298.

120. Nentwich I. *Antigenicity for Humans of Cow Milk Caseins, Casein Hydrolysate and Casein Hydrolysate Fractions.* Acta Vet Brno 2004 ; 73: 291-298.

121. Monetini L. *Antibodies to bovine beta-casein in diabetes and other autoimmune diseases.* Horm Metab Res 2002 ; 34(8) : 455-459.

122. Scott FW. *Cow milk and insulin-dependent diabetes mellitus : is there a relationship ?* Am J Clin Nutr 1990 ; 51 : 489–491.

123. Dahl-Jorgensen K, Joner G, Hanssen KF. *Relationship between cow's milk consumption and incidence of IDDM in childhood.* Diabetes Care 1991 ; 14 : 1081-1083.

124. Fava D, Leslie RDG, Pozzilli P. *Relationship between dairy product consumption and incidence of IDDM in childhood in Italy.* Diabetes Care 1994 ; 17 : 1488-1490.

125. Borch-Johnsen K, Joner G, Mandrup-Poulsen T, Christy M, Zachau-Christiansen B, Kastrup K, Nerup J. *Relation between breast-feeding and incidence of insulin-dependent diabetes mellitus. A hypothesis.* Lancet 1994 ; II : 1083-1086.

126. Mayer EJ, Hamman RF, Gay EC, Lezotte DC, Savitz DA, Klingensmith GJ. *Reduced risk of IDDM among breast-fed children.* Diabetes 1988 ; 37 : 1625-1632.

127. Virtanen SM, Rasanen L, Aro A, Lindstrom J, Sippola H, Lounamaa R, Toivanen L, Tuomilehto J, Akerblom HK. *Infant feeding in Finnish children less than 7 yr of age with newly diagnosed IDDM. Childhood Diabetes in Finland Study Group.* Diabetes Care 1991 ; 14 : 415–417.

128. Kostraba JN, Dorman JS, LaPorte RE, Scott FW, Steenkiste AR, Gloninger M, Drash AL. *Early infant diet and risk of IDDM in blacks and whites. A matched case-control study.* Diabetes Care 1992 ; 15 : 626-631.

129. Kostraba JN, Cruickshanks KJ, Lawner-Haevner J, Jobim LF, Rewers MJ, Gay EC, Chase HP, Klingensmith G, Hamman RF. *Early exposure to cow's milk and solid foods in infancy, genetic predisposition, and risk of IDDM*. Diabetes 1993 ; 42: 288-295.

130. Perez-Bravo F, Carrasco E, Gutierrez-Lopez MD, Martinez MT, Lopez G, de los Rios MG. *Genetic predisposition and environmental factors leading to the development of insulin-dependent diabetes mellitus in Chilean children.* J Mol Med 1996 ; 74 : 105-109.

131. Gimeno SG, de Souza JM. *IDDM and milk consumption. A case-control study in Sao Paulo,* Brazil. Diabetes Care 1997 ; 20 : 1256–1260.

132. Gerstein H. *Does cow's milk cause type I diabetes mellitus ? A critical overview of the clinical literature.* Diabetes Care 1994 ; 17 : 13-19.

133. Norris JM, Scott FW. *A meta-analysis of infant diet and insulin-dependent diabetes mellitus : do biases play a role ?* Epidemiology 1996 ; 7 : 87-92.

134. Virtanen SM, Rasanen L, Ylonen K, Aro A, Clayton D, Langholz B, Pitkaniemi J, Savilahti E, Lounamaa R, Tuomilehto J, Akerblom HK, and the Childhood Diabetes in Finland Study Group. *Childhood diabetes in Finland: early introduction of dairy products associated with increased risk of IDDM in Finnish children.* Diabetes 1993 ; 42 : 1786-1790.

135. Akerblom HK, Knip M. *Putative environmental factors in Type 1 diabetes.* Diabetes Metab Rev 1998 ; 14 : 31–67.

136. Johansson C, Samuelsson U, Ludvigsson J. *A high weight gain early in life is associated with an increased risk of type 1 (insulin-dependent) diabetes mellitus.* Diabetologia 1994 ; 37 : 91-94.

137. Borch-Johnsen K, Joner G, Mandrup-Poulsen T, Christy M, Zachau-Christiansen B, Kastrup K, Nerup J. *Relation between breast-feeding and incidence of insulin-dependent diabetes mellitus. A hypothesis*. Lancet 1994 ; II : 1083-1086.

138. Karjalainen J. *A bovine albumin peptide as a possible trigger of insulin-dependent diabetes mellitus.* N Engl J Med 1992 ; 327(5) : 302-307.

139. Akerblom HK, Virtanen SM, Ilonen J, Savilahti E, Vaarala O, Reunanen A, Teramo K, Hamalainen AM, Paronen J, Riikjarv MA, Ormisson A, Ludvigsson J, Dosch HM, Hakulinen T, Knip M, National TRIGR Study Groups. *Dietary manipulation of beta cell autoimmunity in infants at increased risk of type 1 diabetes : a pilot study.* Diabetologia 2005 ; 48(5) : 829-37.

140. Norris JM. *Timing of initial cereal exposure in infancy and risk of islet autoimmunity.* JAMA 2003 Oct 1 ; 290(13) : 1713-1720.

141. Akerblom HK. *Putative environmental factors and type 1 diabetes.* Diabetes/Metabolims Reviews 1998 ; 14 : 31-67.

142. TATER D. *Circulating immune complexes containing bovine insulin in a patient with systemic allergic manifestations.* Diabetes Res Clin Pract 1987 ; 3(5) : 285-289.

143. VAARALA O. *Intestinal Immunity and Type 1 Diabetes.* Gastroenterol Nutr 2004; 39 Supplement 3 : S732-S733.

144. VIRTANEN SM, SAUKKONEN T, SAVILAHTI E, YLONEN K, RASANEN L, ARO A, KNIP M, TUOMILEHTO J, AKERBLOM HK. *Diet, cow's milk protein and the risk of IDDM in Finnish children.* Diabetologia 1994 ; 37 : 381-387.

145. VIRTANEN SM, SAUKKONEN T, SAVILAHTI E, YLONEN K, RASANEN L, ARO A, KNIP M, TUOMILEHTO J, AKERBLOM HK. *Diet, cow's milk protein and the risk of IDDM in Finnish children.* Diabetologia 1994 ; 37 : 381–387.

146. VIRTANEN SM, HYPPONEN E, LAARA E, VAHASALO P, KULMALA P, SAVOLA K, RASANEN L, ARO A, KNIP M, AKERBLOM HK. *Cow's milk consumption, disease-associated autoantibodies and type 1 diabetes mellitus : a follow-up study in siblings of diabetic children. Childhood Diabetes in Finland Study Group.* Diabet Med 1998 ; 15 : 730-738.

147. VIRTANEN SM, HYPPONEN E, LAARA E, VAHASALO P, KULMALA P, SAVOLA K, RASANEN L, ARO A, KNIP M, AKERBLOM HK. *Cow's milk consumption, disease-associated autoantibodies and type 1 diabetes mellitus : a follow-up study in siblings of diabetic children. Childhood Diabetes in Finland Study Group.* Diabet Med 1998 ; 15 : 730-738.

148. BUTCHER PJ. *Milk consumption and multiple sclerosis--an etiological hypothesis.* Med Hypotheses 1986 ; 19(2) : 169-178.

149. SWANK R. *Treatment of multiple sclerosis with low-fat diet.* AMA Arch Neurol Psychoatry 1953 ; 69 : 91-103.

150. SWANK R. *Effect of low saturated fat diet in early and late cases of multiple sclerosis.* Lancet 1990 Jul 7 ; 336(8706) : 37-39.

151. BUTCHER PJ. *The distribution of multiple sclerosis in relation to the dairy industry and milk consumption.* NZ Med 1976 ; 83 (5666) : 427-430.

152. WINER S, ASTSATUROV I, CHEUNG R, GUNARATNAM L, KUBIAK V, CORTEZ MA, MOSCARELLO M, O'CONNOR PW, MCKERLIE C, BECKER DJ, DOSCH HM. *Type I diabetes and multiple sclerosis patients target islet plus central nervous system autoantigens; nonimmunized nonobese diabetic mice can develop autoimmune encephalitis.* J Immunol 2001 Feb 15 ; 166(4) : 2831-2841.

TROP GROS, DIABÉTIQUE ET MENACÉ PAR L'INFARCTUS ? UNE SOLUTION : BUVEZ DU LAIT !

153. LAWLOR DA. *Avoiding milk is associated with a reduced risk of insulin resistance and the metabolic syndrome : findings from the British Women's Heart and Health Study.* Diabetes UK 2005 ; 22 : 808-811.

154. MELONI GF. *High prevalence of lactose absorbers in Northern Sardinian patients with type 1 and type 2 diabetes mellitus.* Am J Clin Nutr 2001, vol. 73 ; no3 : 582-585.

155. Papakonstantinou E. *Food group consumption and glycemic control in people with and without type 2 diabetes: the ATTICA study.* Diabetes Care 2005 ; 28(10) : 2539-2540.

156. Gannon MC. *The serum insulin and plasma glucose responses to milk and fruit products in type 2 (non-insulin-dependent) diabetic patients.* Diabetologia 1986 Nov ; 29(11) : 784-791.

157. Liljeberg HG, Granfeldt YE, Bjorck IM. *Products based on a high fiber barley genotype, but not on common barley or oats, lower postprandial glucose and insulin responses in healthy humans.* J Nutr 1996 Feb ; 126(2) : 458-466.

158. Ostman EM. I*nconsistency between glycemic and insulinemic responses to regular and fermented milk products.* Am J Clin Nutr 2001 ; 74 : 96-100.

159. Hoyt G. *Dissociation of the glycaemic and insulinaemic responses to whole and skimmed milk.* Br J Nutr 2005 ; 93 : 175-177.

160. Hoyt G. *Dissociation of the glycaemic and insulinaemic responses to whole and skimmed milk.* Br J Nutr 2005 ; 93 : 175-177.

161. Liljeberg EH. *Milk as a supplement to mixed meals may elevate postprandial insulinemia.* Eur J Clin Nutr 2001 ; 55(11) : 994-999.

162. Choi HK, Willett WC, Stampfer MJ, Rimm E, Hu FB. *Dairy consumption and risk of type 2 diabetes mellitus in men: a prospective study.* Arch Intern Med 2005 May 9 ; 165(9) : 997-1003.

163. King JC. *The milk debate.* Arch Intern Med 2005 May 9 ; 165(9) : 975-976.

164. Ferrieres J, Bongard V, Dallongeville J, Simon C, Bingham A, Amouyel P, Arveiler D, Ducimetiere P, Ruidavets JB. *Consommation de produits laitiers et facteurs de risque cardiovasculaire dans l'étude MONICA.* Cah Nutr Diet 2006 ; 41 : 33-38.

165. Chang L. *More dairy, less metabolic syndrome ?* WebMD Medical News, 17 novembre 2005.

166. Hoppe C. *High intakes of milk but not meat, increase s-insulin and insulin resistance in 8-year-old boys.* Eur J Clin Nutr 2005 ; 59(3) : 393-398.

167. Roberts DCK, Truswell AS, Sullivan DR, Gorrie J, Darnton-Hill I, Norton H, Thomas MA, Allen JK. *Milk, plasma cholesterol and controls in nutritional experiments {Letter}.*Atherosclerosis 1982 ; 42 : 323-325.

168. Howard AN. and Marks J. *The Lack of Evidence for a Hypocholesterolaemic Factor in Milk.* Atherosclerosis 1982 ; 45 : 243-247.

169. Tholstrup T. *Does Fat in Milk, Butter and Cheese Affect Blood Lipids and Cholesterol Differently ?* Journal of the American College of Nutrition 2004, Vol. 23 ; No. 2 : 169-176.

170. Steinmetz KA, Childs MT, Stimson C, Kushi LH, McGovern PG, Potter JD, Yamanaka WK. *Effect of consumption of whole milk and skim milk on blood lipid profiles in healthy men.* Am J Clin Nutr 1994 ; 59 : 612-618.

171. Kelemen LE. *Associations of dietary protein with disease and mortality in a prospective study of postmenopausal women.* Am J Epidemiol 2005 ; 161(3) : 239-249.

QUELLE QUANTITÉ DE CALCIUM VOUS FAUT-IL ? CE QUE LES NUTRITIONNISTES VOUS CACHENT

172. Lees B, Molleson T, Arnett TR, Stevenson JC. *Differences in proximal femur bone density over two centuries.* Lancet 1993 Mar 13 ; 341(8846) : 673-675.

173. Abrams S. *Building bones in babies : can and should we exceed the human milk-fed infant's rate of bone calcium accretion ?* Nutr Rev 2006 ; 64(11) : 487-494.

174. Sebastian A, Harris ST, Ottaway JH, Todd KM, Morris Jr RC. *Improved mineral balance and skeletal metabolism in postmenopausal women treated with potassium bicarbonate.* N Engl J Med 1994 ; 330 : 1776–1781.

175. Sellmeyer D. *Potassium citrate prevents increased urine calcium excretion and bone resorption induced by a high sodium chloride diet.* J Clin Endocrinol Metab 2002, vol. 87 ; no5 : 2008-2012.

176. Kohlenberg-Mueller K. *Calcium balance in young adults on a vegan and lactovegetarian diet.* J Bone Miner Metab 2003 ; 21(1) : 28-33.

177. Abrams SA, Stuff JE. *Calcium metabolism in girls: current dietary intakes lead to low rates of calcium absorption and retention during puberty.* Am J Clin Nutr 1994 ; 60 : 739-743.

178. Lee WTK, Leung SSF, Fairwathertait SJ, et al. *True fractional calcium absorption in Chinese children measured with stable isotopes (42Ca and 44Ca).* Br J Nutr 1994 ; 72 : 883-897.

COMMENT PRÉVENIR L'OSTÉOPOROSE ET LES MALADIES CHRONIQUES SANS SE BOURRER DE LAIT

179. Souccar T. *Le régime Préhistorique.* Indigène Editions (Montpellier), 2006.

180. McCullough M. *Diet quality and major chronic disease risk in men and women : moving towardimproved dietary guidance.* American Journal of Clinical Nutrition 2002 ; 76 : 1261-1271.